うつ病休職者の集団認知行動療法に関する混合型研究

中 村 聡 美 著

風 間 書 房

目　次

はじめに……………………………………………………………………… 1

第1章　序論　うつ病休職者の集団認知行動療法に関する研究と実践の背景…………………………………… 5

第1節　問題と背景…………………………………………………… 5

1　うつ病―歴史・診断・疫学・治療―……………………… 5
2　労働者のうつ病……………………………………………… 9
3　うつ病と認知行動療法……………………………………… 14
　(1)　理論……………………………………………………… 14
　(2)　臨床への適用………………………………………… 17
　(3)　研究の動向…………………………………………… 18
4　集団心理療法………………………………………………… 19
　(1)　集団心理療法の理論………………………………… 19
　(2)　集団モデル…………………………………………… 22
5　うつ病の集団認知行動療法………………………………… 28
　(1)　臨床への適用………………………………………… 28
　(2)　研究の動向…………………………………………… 29

第2節　文献検討………………………………………………… 30

1　目的…………………………………………………………… 30
2　方法…………………………………………………………… 30
　(1)　検索方法……………………………………………… 30
　(2)　選択基準……………………………………………… 31

3　結果・考察……………………………………………………………31
　　　(1)　職場ストレスに関連するうつ病患者の認知・行動に関する
　　　　　研究の動向…………………………………………………………31
　　　(2)　今後の研究への示唆……………………………………………47
　第3節　研究方法論…………………………………………………………50
　　1　混合研究法………………………………………………………………50
　　　(1)　混合研究法の定義………………………………………………50
　　　(2)　混合研究法の目的………………………………………………51
　　　(3)　混合研究法の研究設問の立て方………………………………52
　　　(4)　混合研究法の研究デザイン／類型……………………………52
　　　(5)　ヘルスリサーチ分野における混合研究法……………………55
　　2　質的研究法………………………………………………………………55
　　　(1)　質的研究法の種類………………………………………………56
　　　(2)　GTA の特性 ………………………………………………………56
　　　(3)　M-GTA の特徴と使用方法 ……………………………………60
　第4節　論文全体の構成と研究デザイン…………………………………62

第2章　うつ病再休職者における職場ストレス要因の検討
　　　　　―初回休職者との比較調査―（量的研究〔Ⅰ〕）…………69
　第1節　問題と背景…………………………………………………………69
　第2節　生活場面における主観的ストレスの初回休職者と
　　　　　複数回休職者の比較（研究1）…………………………………71
　　1　目的………………………………………………………………………71
　　2　方法………………………………………………………………………71
　　　(1)　対象者………………………………………………………………71
　　　(2)　調査期間……………………………………………………………73
　　　(3)　研究方法……………………………………………………………73

3　結果……………………………………………………………………………74
　　　4　考察……………………………………………………………………………74
　第3節　NIOSH職業性ストレス調査票の初回休職者と
　　　　　複数回休職者の比較（研究2）……………………………………………75
　　　1　目的……………………………………………………………………………75
　　　2　方法……………………………………………………………………………76
　　　　(1)　対象者………………………………………………………………………76
　　　　(2)　調査期間……………………………………………………………………77
　　　　(3)　研究方法……………………………………………………………………77
　　　3　結果……………………………………………………………………………78
　　　4　考察……………………………………………………………………………79
　第4節　抑うつ症状・非機能的態度・社会問題解決力・自尊感情の
　　　　　初回休職者と複数回休職者の比較（研究3）……………………………82
　　　1　目的……………………………………………………………………………82
　　　2　方法……………………………………………………………………………82
　　　　(1)　対象者………………………………………………………………………82
　　　　(2)　調査期間……………………………………………………………………83
　　　　(3)　研究方法……………………………………………………………………83
　　　3　結果……………………………………………………………………………84
　　　4　考察……………………………………………………………………………84
　第5節　限界と意義………………………………………………………………………85

第3章　うつ病休職者の職場ストレス処理に関わる認知及び
　　　　行動のプロセス（質的研究）……………………………………………………87
　第1節　「職場復帰のための集団認知行動療法」参加時の認知変容
　　　　　のカテゴリー化の試み（予備研究）………………………………………89
　　　1　問題……………………………………………………………………………89

2	目的	90
3	方法	90
(1)	研究期間・フィールド	90
(2)	対象者	90
(3)	データ収集方法	91
(4)	データ分析方法	92
(5)	研究における倫理的配慮	92
4	結果	92
5	考察	94

第2節　休職前の職場ストレス処理過程〈埋没的労働スタイル〉の維持から崩壊までの様相（研究4）……95

 1　問題と目的……95
 2　方法……97
  (1)　対象者……97
  (2)　データ収集方法……99
  (3)　分析方法……99
  (4)　分析手続き……100
  (5)　分析者の立場と結果の妥当性の検討……102
 3　結果と考察……102
  (1)　ストーリーライン……105
  (2)　孤独に職務に邁進する埋没的労働スタイル維持のプロセス……107
  (3)　埋没的労働スタイル崩壊のプロセス……111
  (4)　臨床的示唆……113
  (5)　本研究の限界……114

第3節　休職中の職場ストレス処理過程〈職務解放労働スタイル〉（研究5）……115

 1　問題と目的……115

2　方法……………………………………………………………117
　　　(1)　対象者…………………………………………………………117
　　　(2)　データ収集方法………………………………………………117
　　　(3)　分析方法………………………………………………………118
　　　(4)　分析手続き……………………………………………………118
　　3　結果と考察………………………………………………………120
　　　(1)　ストーリーライン……………………………………………123
　　　(2)　ストレス対処に変容をもたらす背景要因…………………123
　　　(3)　職場ストレスからの脱却を模索するプロセス……………126
　　　(4)　ストレス対処の変容を阻む背景要因………………………129
第4節　「職場復帰のための集団認知行動療法」介入後の職場
　　　　ストレス処理過程〈職務統制労働スタイル〉（研究6）…………131
　　1　問題と目的………………………………………………………131
　　2　方法………………………………………………………………132
　　　(1)　対象者…………………………………………………………132
　　　(2)　データ収集方法………………………………………………133
　　　(3)　分析方法………………………………………………………134
　　　(4)　分析手続き……………………………………………………134
　　　(5)　プログラムの概要……………………………………………134
　　3　結果・考察………………………………………………………136
　　　(1)　ストーリーライン……………………………………………136
　　　(2)　ストレス対処に変容をもたらす背景要因…………………141
　　　(3)　スキルの応用と自己受容による職場ストレスの統制……145
　　　(4)　ストレス対処の変容を阻む背景要因………………………150
第5節　「職場復帰のための集団認知行動療法」プログラムへの要望
　　　　―既存のプログラムにおける改善点の検討―（補足調査）………151
　　1　「職場復帰のための集団認知行動」プログラムへの要望・提案…151

　　　　(1)　グループディスカッション……………………………………151
　　　　(2)　構造（グループディスカッション以外）…………………152
　　　　(3)　参加のタイミング…………………………………………152
　　　　(4)　内容・テーマ……………………………………………152
　　2　「職場復帰のための集団認知行動療法」プログラムの改善の
　　　ための検討事項……………………………………………………153
　第6節　休職前から「職場復帰のための集団認知行動療法」介入後
　　　　までの職場ストレス処理過程の変容 '《自己完結的労働ス
　　　　タイル》の緩和'（質的研究まとめ）……………………………154
　　1　目的…………………………………………………………………154
　　2　結果・考察…………………………………………………………154
　　　　(1)　ストーリーライン…………………………………………156
　　　　(2)　認知・行動の変容及び影響要因との関係………………157

第4章　「職場復帰のための集団認知行動療法」プログラムの介入評価（量的研究〔Ⅱ〕）……………………………………161

　第1節　抑うつ症状からみた「職場復帰のための集団認知行動療法」
　　　　の介入評価（研究7）………………………………………………161
　　1　目的…………………………………………………………………161
　　2　方法…………………………………………………………………161
　　　　(1)　対象者………………………………………………………161
　　　　(2)　介入形態……………………………………………………162
　　　　(3)　データ収集方法……………………………………………162
　　　　(4)　データ解析方法……………………………………………163
　　3　結果…………………………………………………………………163
　　4　考察…………………………………………………………………164

第 5 章　総合考察 …………………………………………………… 167
第 1 節　各研究の概要 …………………………………………………… 168
　1　うつ病再休職者における職場ストレス要因の検討－初回休職者との比較調査－（量的研究〔Ⅰ〕）………………………… 168
　　(1)　生活場面における主観的ストレスの初回休職者と複数回休職者の比較（研究 1 ）…………………………………………… 169
　　(2)　NIOSH 職業性ストレス調査票の初回休職者と複数回休職者の比較（研究 2 ）…………………………………………… 170
　　(3)　抑うつ症状・非機能的態度・社会問題解決能力・自尊感情の初回休職者と複数回休職者の比較（研究 3 ）………………… 171
　2　うつ病休職者のストレス処理に関わる認知及び行動のプロセス（質的研究）………………………………………………… 172
　　(1)　「職場復帰のための集団認知行動療法」参加時の認知的変容のカテゴリー化の試み（予備研究）…………………………… 172
　　(2)　休職前の職場ストレス処理過程〈埋没的労働スタイル〉の維持から崩壊までの様相（研究 4 ）………………………… 173
　　(3)　休職中の職場ストレス処理過程〈職務解放労働スタイル〉（研究 5 ）………………………………………………………… 175
　　(4)　「職場復帰のための集団認知行動療法」介入後の職場ストレス処理過程〈職務統制労働スタイル〉（研究 6 ）…………… 176
　　(5)　休職前から「職場復帰のための集団認知行動療法」介入後までの職場ストレス処理過程の変容 '《自己完結的労働スタイル》の緩和' の様相（質的研究まとめ）………… 178
　3　「職場復帰のための集団認知行動療法」プログラムの介入評価（量的研究〔Ⅱ〕）………………………………………… 180
　　(1)　抑うつ症状からみた「職場復帰のための集団認知行動療法」の介入評価（研究 7 ）…………………………………… 180

第2節　うつ病休職者の休職前の職場ストレス要因と
　　　　　認知行動的観点からみたストレス処理過程……………………181
　第3節　うつ病休職者に対する休職及び認知行動療法の評価と
　　　　　認知行動的観点からみた職場ストレス処理の変容過程…………185
　第4節　本論文の新しさと意義……………………………………………190
　第5節　今後の展望…………………………………………………………193
　　1　再発・再休職予防のためのプログラム開発―「就労継続の
　　　ための集団認知行動療法」―………………………………………193
　　2　うつ病労働者の職場ストレスの認知・行動傾向を測定する
　　　尺度の開発………………………………………………………………198
　第6節　本論文の限界と課題………………………………………………198

引用文献・参考文献………………………………………………………………201
あとがき……………………………………………………………………………219

資料…………………………………………………………………………………223

はじめに

　うつ病で休職を余儀なくされる企業従業員が，休職に至る過程において体験したストレス要因は単純ではなく，職場の対人関係や過重労働，親や配偶者など家族内の対人関係や家庭内のライフイベント，身体疾患など，Bio-Psycho-Social（Engel, 1977）の各側面に及び，それらが重複していることが多い。したがって復職にあたっては，家族や友人，職場の上司，人事担当者，産業保健スタッフ，医療機関の医師や心理士など幅広い人的資源による各役割ならではのサポートが必要となる。併せて，当事者自身も復職後に再び曝される可能性のあるストレスにどのように向き合うかについて検討したり，通勤や就労のための体力，集中力，問題解決能力等を改善させたり，対人交流スキルを獲得したりするなどの復職準備性を休職中に高めておく必要がある。厚生労働省の2014年患者調査は，うつ病などの気分障害患者の総数のうち労働者層が占める割合は6.6割であると報告している。さらに堀・香月・守田・吉村・中村（2013; Endo et al., 2013; Endo et al., 2015）は，休職から復職後の最初の1年に最も頻繁に再発や再休職に至ると報告しており，うつ病の労働者の再発及び再休職予防は喫緊の課題である。

　尾崎（2006）は，再発及び再休職を繰り返さないための対策について，職場復帰を目指すうつ病就労者の心理療法を実施する場合，急性期を脱した段階において発症時の状況を整理し，今後のストレス対処行動を確認しておくことが重要であると述べている。秋山（2004）は，「本人の「大丈夫だと思う」という言葉のままに，主治医が「復職可」という診断書を書くと，職場復帰後，症状悪化，再発を招きやすい。復職を焦っていることもあり，本人が自分の健康状態や作業能力を正確に認識できることはまれだからである。」と，性急な復職を問題としている。

職場復帰を目的とした医療領域におけるリハビリテーションプログラムは復職準備性の向上やその後の就労継続を目的として，パソコン課題，ビジネス文書，ストレス関連書籍，軽スポーツ，スモールグループによるディスカッション等を実施するプログラムであり，現在150施設以上で実施されている（うつ病リワーク研究会，2015）。

　全国に先駆けて1997年よりうつ病の休職者を対象にリハビリテーションプログラムを開始したNTT東日本関東病院精神神経科の職場復帰援助プログラム（Rework Assist Program：以下，RAP）では，ものの考え方や対処の仕方がうつ病の発症や回復及び復職の妨げに関連していると思われる多くの参加者に，RAPの一環である「職場復帰のための集団認知行動療法」（田島・中村・秋山・大野，2007）への参加を勧めている。集団認知行動療法（Cognitive Behavioral Group Therapy：以下，CBGT）とはAaron. T. Beckが1950年代に創始した認知行動療法（Cognitive Behavioral Therapy：以下，CBT）を集団で行う心理療法であり，うつ病への効果は多くの実証研究により検証されている。「職場復帰のための集団認知行動療法」（以下，「復職CBGT」）は休職者のニーズが高く，院内外より希望者が参加している。筆者はこれまで10年以上，同施設でCBGTを担当してきたが臨床研究は未着手のままであった。臨床実践の中で，職場復帰を目指しつつその後の就労継続にもつながるプログラムとして既存の内容をさらに充実させるためには，休職前のストレス対処がプログラム参加前後にどのように変容するかを研究の枠組みで把握することが必要性であると考えていたが，うつ病で休職に至った労働者の視点からその体験に焦点を当ててプロセスを分析した研究はこれまで国内外に報告されていない。

　先のAaron. T. Beckの臨床姿勢について同僚のL. Greenbergは，「尊大な態度は，臨床家として治療にあたるベックに無縁なのです。要するに，患者が何を体験するのかということに，はじめから敏感だったということではないでしょうか。」と『Aaron. T. Beck』（Weishaar, 1993　大野・岩坂・定延訳

2009）の中で語っている。治療者として患者に対し尊大になるのではなく，患者の体験に耳を傾け，尊重しようとする姿勢は，CBT/CBGT に携わる臨床家であり研究者として学ぶべきものがあると考える。

　また，Yalom（1995）はグループセラピーに関する記述の中で，精神療法における治療的変化は込み入った人間体験の相互作用を通して起きる非常に複雑なプロセスであり，その構成要素及びプロセスの把握は，セラピストが戦略や技法を設定する上でかなりの利点があるとの旨を解説し，多くの精神療法に適用可能な基本的因子の提示をしている。

　そこで本論文では，うつ病で休職に至った当事者の語りから，職場ストレスと認知及び対処行動との関連を検討し，再発・再休職予防の心理的支援のための示唆を得ることを目的とする。この目的に照らし，第 1 に，うつ病に罹患した労働者は休職前にどのような職場ストレスを体験し，認知及び対処行動の観点においてどのようなプロセスでストレスを処理しているか，第 2 に，うつ病に罹患した労働者の休職前の職務ストレスに対する認知及び行動が，休職及び「復職 CBGT」を経験し，どのように変容するか。以上二つのリサーチクエスチョンを立て明らかにすることにした。

第1章　序論　うつ病休職者の集団認知行動療法に関する研究と実践の背景

　本項では，本論文の前提となる問題と背景について概観した後（第1節　問題と背景），文献検討により関連する研究の動向を踏まえて今後の研究への示唆について考察する（第2節　文献検討）。さらに，本論文において採用した研究手法（第3節　研究方法論）と本論文全体の構成（第4節　論文全体の構成と研究デザイン）について解説する。

第1節　問題と背景

　本論文では精神疾患の中でもうつ病に罹患した患者を対象にすること，さらにその中でも企業組織に所属し休職に至ったうつ病の労働者を対象にすること，また，それらの対象者に介入する心理療法がCBGTであることから，以下では「うつ病」「労働者のうつ病」「うつ病の認知行動療法」「集団心理療法」「うつ病の集団認知行動療法」について概観する。

1　うつ病―歴史・診断・疫学・治療―

　うつ病の歴史は長い。メランコリー型性格は，うつ病と関連する性格類型とされている（坂元，2005）。このメランコリー型性格を唱えたのはHubert Tellenbachである。Tellenbachは『MELANCHOLIE』（Tellenbach, 1961　木村訳 1985）の中で，メランコリー（Melancholie），すなわち黒胆汁症（Schwarzgalligkeit）ということばを作ったのはギリシャ人であり，『ヒポクラテス全集（Corpus Hippocraticum）』に初めて記され，その中で繰り返し使用されていると著している。人間は血液，粘液，黄胆汁，黒胆汁の4つの液体からで

きており，このうち黒胆汁がうつの気質と関係していると考えられていた。テレンバッハの先の書籍が完成した時代に，「ヒッポクラテスがメランコリーについて論じて以来，2500年が経過している」と述べていることからも，その歴史の長さを窺い知ることができる。古代ギリシャ時代に作られたメランコリーということばの概念に再び着目をしたテレンバッハの『MELAN-CHOLIE』は，内因性うつ病の理解に新たな活路を開いた革命的な大著と言われるものであった。メランコリーということばは日本人の気質を踏まえて病理を説明する際にも有用性が高い言葉であるともされている（芝，1999）。ところが，近年の研究においてはうつ病に特異的な病前性格特徴は存在しないということが現時点での結論とされ（坂元，2005），内因性，心因性というように原因によってうつ病を分類することが困難とされる現代においては病前性格類型は影をひそめた。特に，1980年にアメリカ精神医学会（American Psychiatric Association）の『精神疾患の診断・統計マニュアル』（DIAGNOSTIC AND STATISTICAL MANUAL OF MENTAL DISORDERS THIRD EDITION: DSM-Ⅲ）において，病因学的な仮説を排除し患者から直接語られる症状をもとに診断学を構成する操作的診断基準の分類がなされたことは，精神疾患の分類史上，きわめて画期的なこととされた（大前，2014）。

このように，うつ病を含む気分障害の診断については，操作主義が確立された診断（DSM-Ⅲ）より前の診断を伝統的診断，後の診断を操作的診断と考えて論じられる（張・広瀬，2002）。

DSMはその後DSM-Ⅳと改訂が重ねられ，現在はDSM-5（2013，内山，2014）が発表されており，DSM-Ⅲ及びⅣの「気分障害」に位置付けられていたうつ病／大うつ病性障害（Major Depressive Disorder）は，「抑うつ障害群」の一つとなって，双極性障害と別のカテゴリーに分けられた。この変更点に関して加藤（2014）は「ゲノム研究などの生物学的な研究で，双極性障害と統合失調症に共通点が見出されたことや，うつ病と双極性障害以上に，統合失調症と双極性障害のあいだに生物学的な重なりがあることがわかって

きたということが契機となっているようである。」と記している。

DSM-5（2014）によるうつ病／大うつ病障害の定義は表1の通りである。

最近は，上記の診断に当てはまらない，いわゆる「現代型うつ病」という用語を聞くが，これは典型的なうつ病とは異なるものの総称で専門家の間においても見解は一致していない。「新型うつ病」ともいわれるが，古くから「ディスチミア親和型」「逃避型うつ病」「アパシー」「退却神経症」「パーソナリティ障害（境界性，自己愛性など）」「甘え，怠け，わがまま，自己中心的な性格の問題」のように様々な見方があり，社会が生んでいるという観点も重要と考えられている。1）気分の反応性：楽しい出来事には気分が明るい，2）食欲の増加，体重増加，3）過眠，4）鉛様の麻痺（身体が鉛のように重い），

表1　うつ病／大うつ病障害の定義（DSM-5，2013）

①2週間以上続けて，毎日のように，ほとんど1日中ずっと憂うつであったり沈んだ気持ちでいた。
②2週間以上続けて，ほとんどのことに興味がなくなっていたり，大抵いつもなら楽しめていたことが楽しめなくなっていた。

　　　　　　―①，②のどちらかを満たす2週間のあいだ―

③毎日のように，食欲が低下，または増加していた。または，自分では意識しないうちに，体重が減少，または増加していた（例：1か月間に体重の±5％）。
④毎日のように，睡眠に問題（たとえば，寝つきが悪い，真夜中に目が覚める，朝早く目覚める，寝すぎてしまうなど）があった。
⑤毎日のように，普段に比べて話し方や動作が鈍くなったり，またはいらいらしたり，落ち着きがなくなったり，静かに座っていられなくなった。
⑥毎日のように，疲れを感じたり，または気力がないと感じた。
⑦毎日のように，自分に価値がないと感じたり，または罪の意識を感じたりした。
⑧毎日のように，集中したり決断することが難しいと感じた。
⑨自分を傷つけたり自殺することや，死んでいればよかったと繰り返し考えた。

　　　①，②のうち少なくとも一方を満たし，①～⑨のうち5項目以上満たせば
　　　　　　　大うつ病エピソードの基準を満たします。

5) 拒絶過敏性（他人の言動にひどく敏感），などの特徴があるとされている（厚生労働省, 2015）。

うつ病の国内外の疫学調査に関して，川上（2006）は以下のように報告している。

◆有病率

（国外）
- うつ病を過去12か月に経験した者の割合（12か月有病率）　　1〜8％
- これまでにうつ病を経験した者の割合（生涯有病率）　　3〜16％

このことより，うつ病は頻度の高い疾患であることがわかる。

（国内）
- うつ病を過去12か月に経験した者の割合（12か月有病率）　　1〜2％
- これまでにうつ病を経験した者の割合（生涯有病率）　　3〜7％

欧米に比べると低いが，なお高頻度の疾患であるといえる。

◆日本のうつ病の特徴
- うつ病は一般的には女性，若年者に多いが，わが国においては中高年者でも頻度が高い。つまり，うつ病の社会経済的影響及び自殺リスクへの影響は大きいといえる。
- うつ病の経験者中，医療機関を受診した者　　　　　　27％
- 医療機関を受診した者のうち精神科医を受診した者　　14％

受診率はアメリカに比べて約半分であり，うつ病の予防と早期受診の促進が重要である。

また，米国において検証された大うつ病性障害患者の自殺危険率については以下のように報告されている（Bostwick & Pankratz, 2000）。

◆自殺危険率（一般人口比）
- 外来患者　5倍
- 自殺企図でない入院患者　10倍
- 自殺企図による入院患者　20倍

さらに，厚生労働省の患者調査（2011a）による総患者数の推移は以下の通りである。

◆日本のうつ病患者数の推移

（国内）

・1993年13.3万人，1996年20.4万人，1999年23.9万人，2002年44.1万人，2005年62.8万人，2008年70.0万人，2011年70.4万人

　2002年から2005年にかけて約20万人ずつ増加し，2008年，2011年は70万人台まで増加している。ただし，最近の増加が本当の増加なのか判断方法の違いの影響等もあるかは十分注意する必要があるといわれている。さらに，うつ病の将来予測に関して世界保健機関（WHO）が行った障害調整生存年（DALY: disability-adjusted life year）による疾病負荷の調査（2001; WHO, 2000）によると，2000年では総疾病の第4位であったのに対し，2020年には第2位になると予測されており，引き続き深刻な問題であると考えられている。

　うつ病の治療の3本柱は「休養」「薬物療法」「心理療法」といわれている。大うつ病性障害の治療について，日本うつ病学会治療ガイドライン（2013）においては，軽症うつ病の治療として，全例に行うべき基礎的介入（支持的精神療法，心理教育）に加え，必要に応じて新規抗うつ薬，CBTを挙げている。中等症・重症うつ病においては，新規抗うつ薬，三環系抗うつ薬（Tricyclic Antidepressants: TCA），電気けいれん療法（ElectroConvulsive Therapy: ECT）を推奨している。

2　労働者のうつ病

　わが国においては少子高齢化に伴い社会経済を支える生産年齢人口も減少しつつある。情報通信白書平成26年版（総務省，2014）の我が国の労働力人口と非労働力人口によると，15～64歳の生産年齢人口は2013年10月時点において7,901万人と32年ぶりに8,000万人を下回り，今後の予測においては2060年には4,418万人まで大幅に減少することが見込まれているとしている

(図1)。

　こうした人口構成比率の深刻な変化において，労働者が心身両面において健康状態を維持し就労を継続することは個人レベルにとどまらない社会全体の課題である。

　しかし，2011年の患者調査（厚生労働省）においては，気分障害（躁うつ病を含む）の総数は95.8万人で，うち25歳から64歳までの労働者層が64.3万人と6.7割を占めている。また2013年の厚生労働省の実態調査においては，過去1年間にメンタルヘルス不調により連続1か月以上休業又は退職した労働者がいる事業所の割合は10.0%〔2012年調査8.1%〕で上昇している。こうした情勢の中で，「平成26年度「過労死等の労災補償状況」」によると，2014年の精神障害に関する事案の労災補償状況における請求件数は1456件，支給決定件数は497件（うち未遂を含む自殺99件）といずれも過去最多となっている（厚生労働省，2015）。2011年には「精神障害の労災認定の基準に関する専門検討会報告書」の内容を踏まえ，「心理的負荷による精神障害の認定基準」（厚生労働省，2011b）が改訂され，認定要件やその具体的判断基準の整備が迫られるなど，精神障害による労災の問題は深刻化している。

　うつ病は再発率の高い疾患であるため，職場においても一次，二次，三次予防の取り組みが非常に重要である。厚生労働省は，事業場におけるメンタルヘルス対策（厚生労働省，2015）は，心の健康に関する一次予防（「積極的な健康の保持増進＝ヘルス・プロモーション」及び「仕事による健康障害の防止＝ヘルス・プロテクション」という2つの概念を含む），二次予防（健康不全の早期発見，早期対処），三次予防（再発・再燃の防止。ここでは職場復帰支援対策を含む）を含む広範な概念であると説明している。

　一次予防を目的とした取り組みに関しては，労働安全衛生法の一部を改正する法律において，医師，保健師等による心理的な負担の程度を把握するための検査（職業性ストレス簡易調査票など）を実施することを事業者の義務とする新たな制度（ストレスチェック制度）（厚生労働省，2014）が12月より導入

第1章 序論 うつ病休職者の集団認知行動療法に関する研究と実践の背景　11

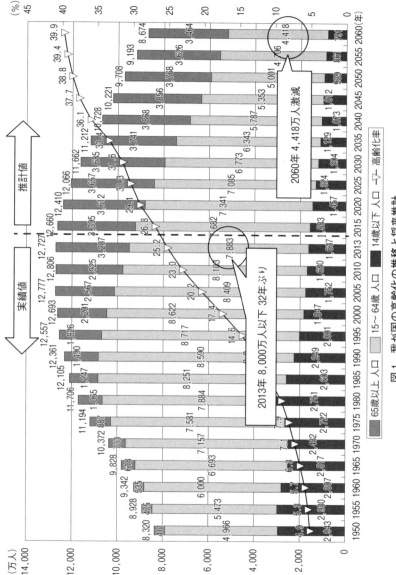

図1　我が国の高齢化の推移と将来推計

されることになっている。

　全国の上場企業2,140社を対象に実施した「メンタルヘルスの取り組み」に関する企業アンケート調査（日本生産性本部メンタル・ヘルス研究所，2012）によると，メンタルヘルスの取り組みを通じて期待する内容の1番目は「不調者が早期に発見できる」，2番目は「不調者に適切な対応ができる」，3番目は「休職者の復職が適切に支援できる」であり，事業者側は，二次予防及び三次予防についても重視していることがわかる。

　うつ病で休職した労働者の再発・再燃予防には，復職前の復職準備性を高めておくことが重要であるといわれている。秋山・岡崎・田島（2007）が，復職後の再発予防を目的としたリハビリテーションプログラムについて，「精神疾患の場合，顕在的な症状が消失しても，仕事に必要とされるスキルや作業能力にかなりの低下がみられることがある。業務を遂行するには，集中持続性，ストレス耐性，問題解決能力，柔軟性などさまざまな能力が必要とされるが，自宅で休養している状況においてはこれらの能力を使うことはほとんどない。」として，その必要性について述べている。このように，現在，うつ病の休職者を対象としたリハビリテーションプログラムは全国に広がりつつあることは「はじめに」で触れたとおりである（うつ病リワーク研究会，2015）。

　笠原（2002）も，「うつ病の治療は決して薬物だけでは終わらず，また治療目標も「うつ気分」の改善だけで終了するものではいことを痛感する。」として，薬物療法を補完する社会復帰療法について言及している。その中で，うつ病の心理症状は「大まかにいえば薬物療法によって「不安感」から「うつ気分」を経て「精神運動性の抑制」の順序で，次いで「心理的な抑制（おっくう感情）」が，最後に「喜びの感覚」が，さらにいえば「生きがい」が回復する。」（図2）と述べており，焦らず確実に復職準備性を高めていく必要があるといえる。

　労働者の休職については海外でも調査・研究が行われ支援のあり方が検討

第1章 序論 うつ病休職者の集団認知行動療法に関する研究と実践の背景　13

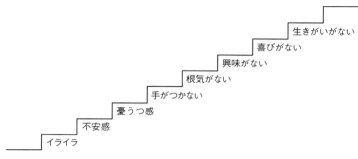

図2　うつ病の心理症状の階梯（笠原，2002）

されているが（Franche, Cullen, Clarke, Irvin, Sinclair, Frank, & IWH, 2005; Hees, Koeter, & Schene, 2013; Lexis, Jansen, Huibers, van Amelsvoort, Berkouwer, Ton, van den Brandt, & Kant 2011; Muijzer, Brouwer, Geertzen, & Groothoff, 2012; Nielsen, Bültmann, Amby, Christensen, Diderichsen, & Rugulies, 2010），わが国においては中央労働災害防止協会が「心の健康問題により休業した労働者の職場復帰支援の手引き」の改訂版を2012年に発行し，その中で職場復帰のプロセスについて以下のように示している。

◆職場復帰支援の流れ
〈第1ステップ〉病気休業開始及び休業中のケア
〈第2ステップ〉主治医による職場復帰可能の判断
〈第3ステップ〉職場復帰の可否の判断及び職場復帰支援プランの作成
〈第4ステップ〉最終的な職場復帰の決定
　―職場復帰―
〈第5ステップ〉職場復帰後のフォローアップ

　職場復帰が段階的に進められる中で，本人を中心に主治医，カウンセラー，家族，産業医，管理監督者（職場の上司），事業場内産業保健スタッフなどの多職種が関わっている。増加するうつ病に対して職場や医療機関など多方面において予防的な取り組みがなされている（上島，2008；日本産業精神保健学

会, 2005)。

3 うつ病と認知行動療法

(1) 理論

　CBT は1950年代にアメリカのペンシルバニア大学の精神科医である Aaron. T. Beck により創始された。CBT は構造化された時間制限的なアプローチであり，個人が自分の世界をどのように構造化しているかというところにその人の感情と行動のかなりの部分が規定されているという理論的原理に基づくものである (Beck, 1967; Beck, 1976; 丹野, 2001)。つまり,「私たちは，自分が置かれている状況を絶えず主観的に判断し続けているが，通常は半ば自動的にそして適応的に行われている。しかし，強いストレスを受けるなど特別な状況下ではその判断に偏りが生じ，非適応的な反応を示すようになってくる。その結果，抑うつ感や不安感が強まり，非適応的な行動が引き起こさ

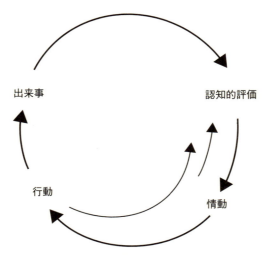

図3　基本的な認知行動モデル
(Wright, Basco, & Thase, 2006　大野訳 2007より引用)

れ，さらに認知の歪みが強くなるという悪循環が生じることになる。」（慶應義塾大学認知行動療法研究会，2009）

　図3は，認知行動モデルの重要な構成要素とそれぞれのつながりを図示したものである（Wright, Basco, & Thase, 2006　大野訳 2007）。

　ここでいう認知とは，患者に意識され自覚された思考や視覚的イメージを指しており，この認知パターンを中心としたモデルに即し，認知の障害という視点から説明しようとする理論である。この認知モデルは，うつ病や不安障害など疾患毎に提唱された病態を説明するための仮説であり，「認知の障害がうつ病（あるいはパニック障害）を引き起こす」というような病因に関する理論ではない（日本認知療法学会，2008）。

　うつ病の症状は，否定的認知の三徴 negative cognitive triad（Beck, 1963; Beck, 1964）と呼ばれる自己，世界及び将来という三領域の否定的思考スタイルに関連があり，多くの効果研究によって検証がされている。

　加えて，認知処理の三つのレベルについても Beck ら（Beck et al., 1979; Clark, Beck, & Alford, 1999; Dobson & Shaw, 1986）によって明らかにされている。認知処理の最も高いレベルは「意識」である。「意識」は，合理的根拠に基づき判断を下すことができる認知の状態であるとされ，意識に注意することで，(1)周囲の環境との相互作用をモニタリングし，評価すること，(2)過去の記憶と現在の経験とを結びつけること，(3)今後の行動をコントロールし，計画を立てることが可能となる（Sternberg, 1966）。二つ目の「自動思考」は，ある状況で心の中に浮かびすばやく通過する認知であり，Clark et al. (1999) が前意識という用語を使用しているように，注意を向ければこれらの認知を意識して理解することができるものとされている（表2）（Wright, Basco, & Thase, 2006　大野訳 2007）。三つ目の認知処理のレベルは「スキーマ」というもので，過去の経験によって発展してきた態度や思い込みといった個人の中核的信念であり，自動思考の基となる情報処理のテンプレートやルールとなる。

表2　認知の誤り

選択的抽象化（根拠の無視または心のフィルターとも呼ばれている）
定義：入手できる情報の一部分にだけ目を向けて結論を引き出す。本人の偏った状況のとらえ方に対する確信を深めるため，目立つデータをふるい落とすか無視する。

恣意的推論
定義：相反する根拠があるにもかかわらず，または根拠がないのに結論を出す。

過剰な一般化
定義：一つまたは複数の独立した出来事について出した結論を，非論理的に拡張して，多岐にわたる機能領域にまで適用する。

拡大解釈と過小評価
定義：属性，出来事または感覚の意味を誇張，または軽視してとらえる。

自己関連づけ
定義：自分との関連性を裏づける根拠がきわめて乏しい，あるいは根拠が全くない場合に関係のない出来事と自分自身とを関連づける。負の出来事に対して過剰な責任や責めを負う。

完全主義的（二分法または全か無か）思考
定義：自分自身や個人的経験，またはそのほかの事項に関する判断が，二つのカテゴリーのいずれかに当てはめられる（例えば，すべて悪いかすべてよい，完全な失敗か完全な成功，欠陥だらけか申し訳なく完璧，など）

　治療者は，自動思考やスキーマという比較的自律した二つのレベルの情報処理過程で患者が病的思考を認識し，変化させられるように大きな努力を払う（Beck et al., 1979; Clark et al., 1999; Wright, Beck, & Thase, 2003）。その際，合理的思考や問題解決などの，適応的で意識的な思考過程を発達させ応用できるように促していく（Beck, 1995; Beck, 2005; Greenberger, 1995）。
　CBT では治療者と患者は協働的な治療関係を形成する（共同的経験主義：collaborative empiricism）。患者は受け身ではなく積極的な関与を必要とするセルフヘルプの発想を持った治療といえる（大野, 2010）。

⑵ **臨床への適用**

　CBT はうつ病と不安障害の治療に有効であることが実証されているが，現在では，統合失調症，摂食障害，発達障害，夫婦関係の問題，薬物乱用，うつ病の入院治療などの臨床場面の他，学校や企業などの非臨床場面においても応用されている。

　米国においてはヘルスケア政策の下，短期的な精神療法として結果が出ることを示したうつ病の CBT は，有効な治療として主流となる可能性が高いと記している（Weishaar, 1993　大野・岩坂・定延訳 2009）。英国の NICE（National Institute for Clinical Excelence）ガイドライン（2009）における大うつ病性障害のガイドラインでは，うつ病の重症度により，段階的治療が推奨されており，CBT がうつ病治療における主要な精神療法として位置づけられている。また，本邦においても2010年の診療報酬改定で認知療法・認知行動療法が保険点数化されている。厚生労働省が発行しているうつ病の認知療法・認知行動療法治療者用マニュアルでは，治療は全16〜20回，一回の面接時間は30分以上としている。面接の他に毎回ホームワーク（面接で話し合ったことを実生活で検証しつつ認知の修正を図るなど）を必須の課題としている。治療の流れは，①患者を一人の人間として理解し，患者が直面している問題点を洗い出して治療方針を立てる，②自動思考に焦点をあて認知の歪みを修正する，③より心の奥底にあるスキーマに焦点をあてる，④治療終結，となる。各セッションは，認知面への介入を含み，表3（慶應義塾大学認知行動療法研究会, 2009）のように，心理教育，症例の概念化，自動思考の検証，問題解決技法，対人関係の解決，スキーマの同定，再発予防などを目的とする。

　CBT はまた再発予防にも効果があるとされている。セッションを通じてうつ病の症状に関連する自分自身の認知を検証し修正する方法を学習することで，治療終結後もストレス場面に遭遇した際には同様の方法で悲観的思考を回避することができると考えられている。

表3 治療全体の流れ

ステージ	セッション	目的	アジェンダ	使用ツール・配布物
1	1-2	症例を理解する 心理教育と動機づけ 認知療法へsocialization	症状・経過・発達歴 などの問診 うつ病，認知モデル，治療構造の心理教育	うつ病とは 認知行動療法とは
2	3-4	症例の概念化 治療目標の設定 患者を活性化する	治療目標（患者の期待）を話し合う 治療目標についての話し合い 活動スケジュール表など	問題リスト 活動記録表
3	5-6	気分・自動思考の同定	3つのコラム	コラム法 〜考えを切り替えましょう
4	7-12	自動思考の検証 （対人関係の解決） （問題解決技法）	コラム法 （オプション：人間関係を改善する） （オプション：問題解決）	バランス思考のコツ 認知のかたよりとは 人間関係モジュール 問題解決モジュール
5	13-14	スキーマの同定	上記の継続 スキーマについての話し合い	「心の法則」とは 心の法則リスト
6	15-16	終結と再発予防	治療のふりかえり 再発予防 ブースター・セッションの準備 治療期間延長について決定する	治療を終了するにあたって

(3) 研究の動向

　CBTは，臨床的有効性及び理論的正当性に関する多くの研究が行われ，エビデンスが検証されている。以下に臨床的有効性についての研究の一部を挙げる。

　国外においては，薬物療法との比較において，CBTの効果は劣らないという結果が示されている研究（Simons, Garfield, & Murphy, 1984），メタ分析において，統制群や支持的心理療法等の精神療法と比較して治療効果が高い結果が示されている研究などがある（Ekers, Richards, & Gilbody, 2008）。さらに最近では，コンピュータやインターネットを利用したCBTによる治療効果の検証もされつつあり，統制群よりも治療効果が高く，専門家の関与が高いほどその効果が高いという研究結果も示されている（Andersson & Cuijpers, 2009; Kaltenthaler, Sutcliffe, Parry, Beverley, Rees, & Ferriter, 2008）。

再発再燃の予防効果に関する研究においては，急性期にCBTの治療効果が得られた患者の約39％に再発の可能性が示されたが，その可能性は薬物療法のみの治療よりも低いことが示された。さらに，持続期にCBTを行うことで，薬物療法やその他の治療よりも再発率が有意に低くなることが示された（Vittengl, Clark, Dunn, & Jarrett, 2007）。その他，Fava, Grandi, Zielezny, Canestrari, & Morphy（1994）の研究においても，再発再燃予防に有用であると報告されている（清水・鈴木，2011）。

4　集団心理療法

(1) 集団心理療法の理論

集団心理療法を含むグループ・アプローチは，1905年にボストンの内科医Pratt, J. H. により行われた結核患者同士の話し合いから始まり，話し合うことが孤立とうつ状態を改善するのに役立ったといわれている。その後，Slavson, S. R., Moreno, J. L., Lewin, K. Z., Bion, W. R., Rogers, C. R. などの功績により発展し，現在も発展し続けている。

1）グループ・アプローチの定義

グループおよびメンバー間相互作用を手段・媒介とすることで，個人の心理治療，心理的成長，支持，訓練，あるいは教育を目的とする心理的介入（平山，2004）とされている。グループ・アプローチは，基本的にはグループを用いた個人へのアプローチである。

2）グループ・アプローチの種類

集団心理療法，Tグループ，エンカウンター・グループ，サイコドラマ，ゲシュタルト療法，セルフ・ヘルプグループなどがある。本論文で介入に用いたCBGTは，集団心理療法に位置づけられる。

集団心理療法とは，DSM-5などにより示された精神障害をもつ対象者に実施されるアプローチであり，通常は週1，2回程度，1回1時間半から2時間程度実施され，7，8人の対象者に対して1，2人にセラピストがおこ

なう。メンバー間の言語的な相互作用を媒介として，対象者に自己理解，修正情動体験，洞察，現実吟味の増大，心理的成長などをもたらすことを目的とする（平山，2004）。CBGTは構造化されているため凝集性は得られやすいが，自己洞察は話し合い中心のグループほどは深まりにくい，しかし初学者でも比較的安全に介入できるといわれている（横山・横山，2011）。

集団心理療法で著名なYalom, I. D.の『集団心理療法の理論と実際』（The Theory and Practice of Group Psychotherapy）（1995）は米国における集団心理療法のテキストとして定評がある。Yalomと並び，Burlingame, MacKenzie, Strauss（2004）の集団モデルもまたCBGTに影響を与えている。

3） グループ・アプローチの分類

分類については，平山（2004）を参考に以下に述べる。

①目的

グループ・アプローチの目的には，心理治療，成長，訓練，教育，支持などがある。集団心理療法では，精神疾患や心理的不適応の改善や治療を目的としている。

②介入次元

セラピストの介入次元については，個人，対人関係，グループ全体といった三つが考えられる。先のグループ・アプローチの定義で示されているように，グループといえども個人に焦点を当てた介入が中心となる。その際に，メンバー間の相互作用や対人関係に焦点を当てる場合が多くなり，相互作用が活性化されることで，「今ここ」での介入を行うことが可能となる。グループ全体の次元における介入について，Bion（1957）は依存，闘争－逃避，つがい，といった過程が展開するという視点からグループ全体を捉え，Rogersは，グループ全体が有機体として機能するというグループ有機体論を提唱し，ファシリテーターがグループ全体の動きを信頼することが重要なファシリテーター機能であることを指摘している。

③閉鎖グループ／開放グループ

グループ開始後に新たなメンバーが加わることのない閉鎖グループ（closed group）と，メンバーがグループの途中で補充されたり，新規メンバーにいつでも開かれているグループを開放グループ（open group）という。CBGTは施設や目的等によりどちらも採用されているが，本論文のグループは前者の閉鎖グループである。

④時間制限型／長期継続型

グループ開始前に，そのセッション回数，期間，日時などが決められている場合を時間制限型，特に決まりがない場合を長期継続型という。CBGTは前者のように構造化されていることが多いが，デイケアなどで行われる場合には長期継続型の場合もある。本論文で用いたCBGTは時間制限型である。

⑤同質集団／異質集団

グループを構成するメンバーの年齢，性別，職業，精神疾患，問題などが同質である場合を同質集団（homogeneous），異質である場合を異質集団（heterogeneous）という。同質集団では，共有できるものが多いため，メンバー同士で癒される部分が大きい。異質集団は，日常生活に近いため，日常場面で遭遇したり反復している問題を扱う契機となりやすい。本論文におけるCBGTは同質集団，つまり，うつ病により休職中の職場復帰を目指す18歳から55歳の労働者で構成された集団である。

⑥グループサイズ

7～10人程度の小グループ（small group）で実施されることが多く，本論文のCBGTも10名を上限とするグループである。そのほか，30人，それ以上の人数で行う大グループ（large group），コミュニティ・グループ（community group），コミュニティ・ミーティング（community meeting）などがある。

(2) 集団モデル
1) Yalom の集団モデル

 Yalom (1995, Yalom, 2003) は，込み入った人間体験の相互作用を通して起きる，非常に複雑なプロセスでみられる治療的変化を療法的因子と呼んでおり，以下の11因子を挙げて解説している。①希望をもたらすこと，②普遍性，③情報の伝達，④愛他主義，⑤グループの凝集性，⑥カタルシス，⑦実存的因子，⑧模倣行動，⑨初期家族関係の修正的な繰り返し，⑩社会適応技術（ソーシャルスキル）の発達，⑪対人学習（オリジナルとは順番を変えて記載）である。この中で，横山（2011）は①～⑧についてCBGTのファシリテーターは常に意識すべきであると述べている。以下，8因子について Yalom (1995) の記載を要約する。

①希望をもたらすこと

 患者に希望を与え，それを持続させることは極めて重要である。グループ療法の有効性に対する患者の信念と信頼が高められれば，グループセラピストはこの因子を利用できる。対処に挫折して集まってきている人々は，自分と同様の問題を抱えた者たちが回復していくのを眼のあたりにしたことは重要であったと話すことが多い。

②普遍性

 多くの患者は，孤独や不安を抱えてセラピーを開始する。特に患者は極度の社会的孤立のために，自分だけがそうであるという感覚をもっている。人間の抱える問題は複雑だが，共通する要素があるということもまた明らかであり，セラピーグループのメンバーはすぐに問題の類似性に気づくことができる。患者が他者との類似性を感じ取り，最も深く懸念する問題を共有するときには，それに伴うカタルシスや，他者によって基本的に受け入れられるという体験が，治療をより促進する。

③情報の伝達

 情報の伝達には，セラピストによる精神保健，精神疾患についての講義，

またそれらの精神力動についての説明を含む講義的教育及び，セラピストや患者から与えられる指示，助言を含む直接的助言がある。

近年のグループサイコセラピーにおける講義的教育では，特定の疾患を持つ人等に対し，互いに支えあうことの他に，疾患の性質や置かれている生活状況に関して認知療法的に教育し，疾患についての誤解を解き，疾患に対する自己破壊的な反応を吟味する。

④愛他主義

精神科患者は，自分は他者に与えるようなものを何も持っていないという感覚にとらわれている。自分が他者にとって重要な存在になりうることを発見する体験は，彼らに活力を与え，自尊心を高めることとなる。患者は，治療費の支払いを受けている専門家にすぎないセラピストからのフィードバックよりも，現実の世界を象徴しているメンバーからのフィードバックを受け入れやすい。

⑤グループの凝集性

凝集性とは，メンバーがそのグループと他のメンバーに対して感じる魅力であると定義できる。凝集性のあるグループのメンバーは，受容し合い，支持し合い，意味ある関係を形作ろうと努めるため，グループセラピーにおいて有意義な治療的効果をもたらす重要な因子である。このグループのもとでは，自分自身を表現し，探究し，受け入れ難かった自己の側面に目覚めて統合しようとし，他者と関わろうとする。凝集性の高いグループの出席率などの安定性は，有意義なセラピーに重要であることの根拠が示されている。

⑥カタルシス

グループの治療過程において，率直な情動表現は極めて重要であり，これが欠如したグループは，空理空論的やりとりに埋没するばかりであろう。しかし，情動表現は治療プロセスの一部分に過ぎず，他の療法的因子によって補わなければならない。

⑦実存的因子

ⅰ 人生は時には不公平で不条理なものだと悟ること。

ⅱ 結局人生の痛みや死から逃れる道はないと悟ること。

ⅲ どんなに他の人と親密になっても，依然として人生には，一人で立ち向かわなくてはならないと悟ること。

ⅳ 生や死という基本的な問題を直視し，その結果もっとも正直に人生を過ごし，つまらないことに邪魔されなくなること。

ⅴ どんなに多くの助言やサポートを人から得たとしても，自分の人生の生き方について基本的な責任は自分にあると学ぶこと。

　実存的因子について横山（2011）は「集団療法の治療の途中で他人から受けられる指導やサポートには限界があり，グループの運営や自分自身の生活の仕方についての基本的責任は自分にあるという事実を認識しはじめる。（中略）認知のパターンや行動の仕方の幅を広げるのがCBTだが，どのように考え，ふるまうのかを選ぶのは，メンバー自身である。」と述べている。

⑧模倣行動

　グループでの模倣的過程は，個人サイコセラピーよりも多様である。例えばセラピストの自己開示や支持などのある種の行動がグループのモデルとなる。これらが，グループにおけるコミュニケーションパターンに影響を与える。模倣行動は，通常，メンバーが同一化の対象として先輩メンバーやセラピストを求める初期段階の方が重要な役割を果たす。模倣行動は短命なものであったとしても，固定した状態を解きほぐし，新しい行動を試みるようになるには十分に役立ち，その行動が次第に適応的なものへと螺旋を描くように進みだす。

2）Yalomの集団モデルと集団認知行動療法

　Yalomの集団モデルとCBGTの関連について，Bieling, McCabe, & Antony（2009）は以下のように述べている。

　CBGTの場合はCBTの有効性について多くのクリニックで早い段階で説明することで希望をもたらしたり，教育的な情報を伝達している。例えば，

うつ病の生物・心理・社会的モデルの説明においては，あるシステム，思考内容を変えることで情動，行動，生理機能を変えることができると強調している（Greenberg & Padesky, 1995）。また，特定の疾患を抱える個人が集まることは，一人で苦しむ人が同様に苦しむ別の人に出会う機会となり，普遍性に通じている。これは CBT の中で重要な役割を果たす。さらに，CBT の新しい技法が紹介される度に集団のメンバーは愛他主義を表現する機会を得る。また他のメンバーが宿題を完了させることが治療的に重要だと述べる場合などは，それを模倣したいという動機づけが維持される。グループの凝集性については，CBGT においても，メンバーに対する信頼を表したりサポートを受けたりすることにつながる因子であり，凝集性が高ければ相互に受容しやすくなるため，自己開示及び認知的・行動的な技法の習得が促されやすい。

3）Burlingame, MacKenzie, Strauss の集団モデル

Yalom のモデルと類似した部分を包含しつつ，Bulingame et al.（2004）は異なるモデルを提示している（Bieling et al., 2009）（図4）。

集団療法の治療効果に貢献する構成要素の一つは「形式的変化理論」，つまり治療方法である。CBT の原則，適応，技術に関する手順やセッションの計画などがこれに該当する。次の要素は「小集団におけるプロセス」である。これは Yalom の集団におけるプロセス，つまり個々人が治療的文脈で集まる際に動き始める多様な本質的対人関係に多くの点で一致している。その他の3要素は，治療効果により具体的で意味がありユニークな影響を及ぼすものである。一つ目は，特定の疾患以外の，共感的に振る舞う能力や基本的社会スキルなどの個人の性格並びに対人関係の持ち方といった「患者の特徴」であり，それは治療方法と相互作用すると考えられている（Piper, 1994）。二つ目は，集団療法のセッション時間，頻度，人数，環境，治療者の人数，リーダーシップにおける序列の有無などの「グループの構造」である。最後の要素は，「リーダーシップ」であるが，これは他の要素をつなぐ点に位置

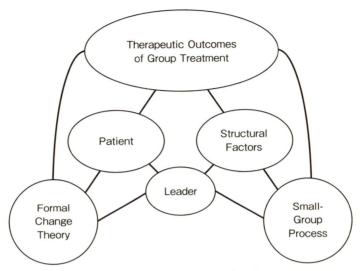

図4 Burlingame, MacKenzie, Straussの集団モデル (Burlingame, MacKenzie, and Strauss, 2004) (Bieling, McCabe, Antony, 2009より引用)

する (Burlingame et al., 2004)。このモデルにおいては，変化をもたらすための技法がグループ内でどのように用いられるかは，リーダーの関わり方や経験により決まるといわれている。リーダーが対人交流面に関するどのアプローチを用いるかや，温かさ，自己開示，共感の各レベルが，凝集性や結果を予測することが示されており，個人療法における治療同盟の重要性に匹敵すると考えられている (Burlingame, Fuhriman, & Johnson, 2002)。

4) Burlingame, MacKenzie, Straussの集団モデルと集団認知行動療法

Burilngameらによって提唱されたアプローチは，ヤーロムがはっきりとは検討してこなかった三つの因子，「グループの構造」「患者の特徴」「リーダーシップ」である。Bieling et al. (2009) の記述にもとづき三因子について以下に概観する。

第一の因子である「グループの構造」に関しては，CBGTの場合は通常

明記されている。例えば，ほとんどのCBGTはクローズドグループである。何故なら，CBTは段階的に学習していく一連の技術だからである。セッションの頻度もほぼ不変の因子である。ほとんどのCBGTでは，週に一回，1〜2時間のセッションを持つ。理由は，セッション間のインターバルが比較的短い時にのみ学習が起こりうるという考えや最適な学習は一回のセッションの時間が60〜120分を超える場合には生じないという考えを反映しているからであろう。

　第二の因子は「患者の特徴（個人差）」である。これらの要因は明らかにCBGTに影響を及ぼすものである。既存の有効なCBTの手順は主に個々の診断分類の為に作成されたもので，多くはこれらの手法の有用性は個々のⅠ軸の疾患を持つ個人に対して確立されている。しかしこれらの手順を適用する場合，現実的には複数のⅠ軸と場合によってはⅡ軸の併存疾患をもつ患者であることもある。特にⅡ軸においては個々人の対人関係のスタイル及びスタイルが及ぼす影響についての洞察を得る能力，並びに他者に共感的である力と密接な関わり合いがある。従って，集団療法のセラピストは自分たちの治療手法の柔軟性の程度と個別の症状と機能的な障害の一群を扱うことの影響を考慮する必要がある。「患者の特徴」に関するもう一つの課題は患者の動機付け，あるいはCBGTにおける変化の可能性である。CBTの参加準備は個人の治療においても確実に検討されてきており，同様に集団治療においても検討され得る点であると思われる。

　第三の因子である「リーダーシップ」をBurlingameは様々な集団因子が結びつく部分に置いている。リーダーシップはその重要さにも関わらず，CBGTにおいて明確に述べられていないため，リーダーの〝スタイル〟は個人のCBTで用いられるアプローチに近似する傾向がある。つまり，共感，共同的経験主義，ソクラテス式問答である（Beck, 1995）。しかしこれらの基本条件以外にCBGTのリーダーにはグループならではのスキルが必要とされる。リーダーは集団における複数の因子に対して敏感でなければならない。

セッション中のプロセスと各メンバーの情動に注目しつつ，必要な内容を時間内に終えるなど，両者のバランスを保つ必要がある。つまり，リーダーは患者が互いの間で経験することと，学習を促進するグループ内の相互交流の関連を考える必要がある。最良のリーダーシップのスタイルは，グループプロセスの中に技法が内包されているような，集団内における事例を通して技法を〝生で〟感じられるようなプロセスを可能にするものである。CBGT のリーダーは，伝統的な集団精神療法のリーダーが直面するものを超えた様々な挑戦に直面する。後者がプロセスを重視し深めることにすべてのエネルギーを注ぐことができるのに対し，CBT のセラピストは集団内の関係性，並びに一定の原理に関連する技法を教えることの双方にバランスよく注意を向けなければならない。したがって，リーダーシップのスタイルが CBGT を指揮する際の重要な変数であることはほぼ疑いようのない事実である。

5　うつ病の集団認知行動療法

(1)　臨床への適用

　CBT を集団心理療法の枠組みでグループを対象に行う心理療法が CBGT である（中村・田島・岡田・秋山，2011；鈴木・岡本・松永，2011；集団認知行動療法研究会，2011）。中等度から重度のうつ病患者や自殺念慮のある患者などは CBGT が適さないともいわれるが，『うつ病の認知療法』（Beck, Rush, Shaw, & Emery, 1987　坂野監訳 神村・清水・前田共訳 1992）では「個々の治療目標が均一ではない集団の中にうつ病患者を参加させることが禁忌であることを示しているのであろう。」という Yalom（1970）の発言を引用し，「等質な患者で集団を構成することは，自殺傾向のある患者（Farberow, 1972），うつ病患者（Shaw, 1977）の両ケースで勧められてきている。」と記している。CBGT のメリットには，グループ体験を通して自分と似た症状を持つ人とかかわることで，自己理解が促進される，苦痛を感じているのは自分 1 人ではないことがわかり治療への動機づけが高まる，グループメンバーで目標を共有でき

る，グループメンバー同士で，新しい対処スキルを相互に学習できる，グループメンバーの成功体験をモデリングし，相互に強化をうけることができる，他のメンバーを助けお互いにサポートしあう，社会的な状況にチャレンジするスキルトレーニングの場となる，Cost effective である，同時に多くの患者を指導できるなどがある（集団認知行動療法研究会, 2015）。

Beck et al.（1987）は，うつ病患者に対する集団認知行動療法に関する形式的側面について，はっきりとしたガイドラインは今のところないとしながら以下の旨を記述している。個人を対象とした治療手続きはすべて集団の形態でも利用できる。よく構造化し，集団であっても個々の問題に焦点を向けながら進める。セッション時間と頻度は，1回1時間ないし1時間半から2時間くらい，少なくとも週1回実施することが望ましい。治療回数は，12～20回。患者数は，治療者2名に対して4～8名。

国内では，以下のような形式が参考として提示されている（集団認知行動療法研究会, 2015）。プログラム全体の構成・内容は，①心理教育（疾患・治療，認知行動療法の概要等），②認知的概念化，③認知・行動への介入（うつ病患者の場合：認知再構成法，問題解決，行動活性化，アサーション等）。回数・頻度は概ね5～12回・週1回，所要時間は1回50分～120分。対象数は，スタッフ2～3名に対して8～10名。これらは，目的及び対象に応じて幅があってよいとされる。

本論文において介入を行う「復職CBGT」の形式は，上記の基準に沿ったものである。プログラムの概要は第3章 第4節にて詳述する。

(2) 研究の動向

CBGTに関する研究では，系統的レビューにおいて，個人CBTと同等な効果があることが示されている（Oei & Dingle, 2008）。また，メタアナリシスにおいては，対照群よりもうつ病の治療効果が得られること，その効果は6か月持続したことが示されている（Feng, Chu, Chen, Chang, Chen, Chou, Chang,

& Chou, 2012)。国内外のうつ病患者に対する CBGT 研究を展望した論文においても，CBGT や個人 CBT と同等かそれ以上の効果が確認されており，CBGT は単独で用いても，薬物療法を併用しても，抑うつ症状の効果に有効であることが報告されている。一方で，比較対照試験の数が少なく今後さらなる検証の必要性も指摘されている（松永ら，2007）。

第2節　文献検討

1　目的

「はじめに」で述べたように，本論文の中心となる研究は，うつ病の企業従業員が職場で曝されるストレス状況及びストレス状況に対する認知や対処行動のスタイルを明らかにすること，また，ストレス状況と認知や対処行動がどのように相互作用しているのかを明らかにすることである。本節では，職場または企業従業員のストレスに関わるうつ病の認知及び行動に関する研究を概観し，今後の研究への示唆を得る。

2　方法

(1)　検索方法

職場ストレスに関連するうつ病患者の認知・行動に関する文献を，医学文献データベース MEDLINE 及び医学中央雑誌と心理学関連データベース PsycINFO を用いて電子検索した。検索年は，各データベース共に開始年度は指定せず，2015年までとした。

各データベースの論文の中から，「depressive disorder（うつ病）」「dementia を除く cognition（認知症を除く認知）または cognitive therapy（認知療法）」「workplace（職場）または employee（従業員）」を含む論文を抽出し，さらにハンドサーチにより論文を抽出し，以下の基準に従い論文を選択した。

(2) **選択基準**
　1) 包含基準
　①2015年5月までに発表された日本語または英語の論文において，②研究対象が18歳から65歳までのうつ病の患者で，③職場または従業員ストレスに関わる研究であり，④認知モデルに基づく「認知」「行動」を対象とする研究であることとした。

　2) 除外基準
　①18歳未満または65歳以上を対象とした研究，②'抑うつ傾向'などのようにうつ病の診断がついていなかったり，主診断がうつ病でない研究，③職場や従業員以外のストレスを対象とした研究，④報告集や会議資料等，学術雑誌以外で発表された研究は除外した。

3　結果・考察

　検索の結果，医学中央雑誌では39件，MEDLINE では10件，PsycINFO では5件の文献が抽出された（表4）。包含基準及び除外基準により，職場または従業員以外のストレスを対象とした研究3件，'抑うつ傾向'などのようにうつ病の診断がついていなかったり，主診断がうつ病でない研究9件，認知モデルに基づく「認知」「行動」以外を対象とする研究18件（うち3件は他の除外基準も重複），学術雑誌以外での発表論文11件の計38件を除外し，最終的に16件の論文を選択した。

(1) **職場ストレスに関連するうつ病患者の認知・行動に関する研究の動向**
　1) 年次別及び国内外別の論文数の傾向
　表5のとおり，年次別にみると，1996年－2000年に1件，2001年－2005年に1件，2006年－2010年に6件（国外1件を含む），2011－現在までに8件（国外2件含む）であった。2004年に厚生労働省から「心の健康問題により休業した労働者の職場復帰支援の手続き」が発表されて以降，2006年より論文

表4 職場ストレスに関連するうつ病患者の認知・行動に関する文献Keywordと検索結果

		医学中央雑誌	MEDLINE	PsycINFO
Keywords		うつ病	depressive disorder	depressive disorder
		認知(認知症を除く), 認知療法	cognition (dementia を除く), cognitive therapy	cognition (dementia を除く), cognitive therapy
		職場, 従業員	workplace, employee	workplace, employee
絞り込み条件 発行年		2015年以前	2015年以前	2015年以前
言語		英語, 日本語	English, Japanese	English, Japanese
種類		原著	Journal Article	査読済みの Journal Article
対象者の年齢		成人(19歳～44歳), 中年(45歳～64歳)	成人(19歳～44歳), 中年(45歳～64歳)	青年期(18歳～29歳), 30代(30～39歳), 中年期(40～64歳)
文献数		38	10	5
ハンドサーチによる文献数		1		
除外文献数		26	8	4
総文献数		13	2	1

表5 年次別及び国内外別の論文数

	医学中央雑誌	MEDLINE	PsycINFO	合計
包含基準外) 職場または従業員ストレスに関連	1	1	1	3
包含基準外) うつ病 除外基準内) うつ病の診断なし, 主診断がうつ病でない	4	3	2	9
包含基準外) 認知モデルに基づく「認知」「行動」 除外基準内) 神経心理学領域の認知	11	4	3	15(重複3除く)
包含基準外) 学術雑誌	11			11
合計	26(重複1除く)	8	4(重複2除く)	38(重複除く)

数が増加している。特に半数が2011年以降と最近に発表されていた。

　なお，国外において発表されている論文と国内において発表されている論文の比率は，3対13であり，国内の論文数が圧倒的に多かった。これは，田島ら（2010a）が，「雇用形態の違いから海外のうつ病休職者の復職支援プログラムに関する報告は少ない」と述べているように，国内外の雇用制度などの背景が関与している可能性が考えられる。

2）　研究目的

　16件の論文の研究目的は，①職場復帰や仕事のパフォーマンスを上げることを目指した CBT または CBGT のプログラムの効果の検証，②職場復帰を目指すうつ病患者に CBT が効果的であった症例の検討，③認知，行動を含む職場復帰までのプロセスの構造化，④職場復帰困難感尺度の開発に大別された。

①職場復帰や仕事のパフォーマンスを上げることを目指した CBT または CBGT のプログラムの効果の検証は8本で最多であった（Wang et al., 2007；高木ら，2007；北川ら，2009；田島・中村・岡田・大野・秋山，2010b；田島ら，2010a；森川・木村，2011；田上ら，2012b；Schneider, Foroushari, Grime, & Thornicroft, 2014）。次に，CBT が効果的であった症例の報告（樋川・多賀・井上・山下・中嶋，1996；緒方・内山，2003；渡部・宍戸・堀越・穂積・上島，2008；畑田・野添，2014）が4件，さらに，認知，や行動を含む職場復帰までのプロセスの構造化（Noordik, Nieuwenhuijsen, Varekamp, van der Klink, & van Dijk, 2011；上田・深間内・榎本，2012；井口，2013）が3件，尺度開発（田上ら，2012a）が1件であった。

　2007年までの4件（樋川ら，1996；緒方・内山，2003；Wang et al., 2007；高木ら，2007）は個別介入である。その後，集団の CBT プログラムの効果を目的とした研究が増加している（渡部ら，2008；北川ら，2009；田島ら，2010a；田島ら，2010b；森川・木村，2011；上田ら，2012；田上ら，2012b）。そのほとんどが職場復帰支援に組み込まれる形で CBGT が実施されており，うつ病の職

場復帰支援においてCBTが着目されていることや，CBTを実施する場合には，集団の設定が導入しやすいこと，また効果を短時間で得やすいことなどが，研究の増加の背景にあると考えられる。

②職場復帰を目指すうつ病患者にCBTが効果的であった症例の検討では，困難事例の報告を目的とした論文が4件中3件であった（樋川ら，1996；渡部ら，2008；畑田・野添，2014）。

③認知，行動を含む職場復帰までのプロセスの構造化については，リワークプログラム中の認知の変化（上田ら，2012）や復職困難なケースの復職過程に影響する認知，行動他の要因（Noordik et al., 2011；井口，2013）を明らかにすることを目的としていた。

④職場復帰困難感尺度の開発を目的とした論文は1件であった（田上ら，2012a）。

3） 研究方法

1件の論文で複数の研究がデザインされているものがあるが，それぞれ目的に応じて，実験研究（ランダム化比較試験3件，前後比較試験4件），事例研究6件，調査研究（面接調査2件，質問紙調査2件）のように幅広い研究デザインが選択されていた。

実験研究の3件のランダム化比較試験のうち国外の研究は2件であり，国内の対象者数が50人弱なのに対して，2件とも600人以上と大規模な実験研究が行われている。

介入（表6）は，尺度開発以外の論文においてなされており，薬物療法と併用されていた。介入形態は，CBTまたはCBGT単独で行われている場合と，その他のプログラムの一部にCBTまたはCBGTが組み込まれている場合があった。介入の頻度はほとんどが週1回であり，回数は不明を除いては，最少6回，最大で12回だったが，回数が明記されておらず期間が示されている論文では，最短で6か月，最長2年2か月であり，研究の目的である①CBTまたはCBGTのプログラムの効果の検証は，その他の目的である②職

表6　職場ストレスに関連するうつ病患者の認知・行動に関する文献の研究方法

目的	CBT/CBGT	頻度(何週毎)	回数	復職プログラム/OTの一部
効果	CBT	不明	8	
		1	不明	○
		1	5	
	CBGT	1	12	○
		1	8	
		1	7	
		1	6	○
		1	10	
症例	CBT	1	7	
		2	不明：6m, 1y3m, 1y8m	
	CBGT	1	12	
プロセス	CBT	不明	不明：2y2m	
	CBGT	週2	不明	○

場復帰を目指すうつ病患者にCBTが効果的であった症例の検討及び，③認知，行動を含む職場復帰までのプロセスの構造化と比較して短期間であるなど介入形態がより構造化されていた。

　また，使用する尺度は，大別すると抑うつ症状を測定する尺度，非機能的認知を測定する尺度，自尊心を測定する尺度，社会機能及び社会的スキルを測定する尺度，オリジナル尺度，その他であり，抑うつ症状を測定する尺度の使用が最も多かった（表7）。次に多かったのは非機能的認知を測定する尺度であり，続いて社会機能／社会的スキルを測定する尺度であった。本章においては，職場ストレスに関連するうつ病患者の認知及び行動に関する研究についての文献を系統的に選択していることから，三つのカテゴリーに分類された尺度が各研究において選択されていることは妥当であると思われた。

うつ症状を測定する尺度で最も使用頻度が高かったものは，BDI/BDI-Ⅱであった。これらは Beck, Ward, Mendelson, Mock, & Erbaugh（1961）によって作成された尺度であり，BDI-Ⅱは Second Edition（Beck, Steer, Ball, & Ranieri, 1996）である。BDI-Ⅱは過去2週間の状態について21項目の質問によって抑うつ症状の重症度を短時間で評価することができる尺度であり，患者は比較的少ない負担で実施することが可能である。

非機能的認知を測定する尺度で最も頻度が高かったものは DAS-24J であった。これは，Power et al.（1994）が開発した Dysfunctional Attitude Scase24の日本語版で，非機能的態度を測定する尺度である。3因子の下位項目から構成されており，因子はそれぞれ Achievment, Self control, Dependency である。

社会機能を測定する尺度では，研究毎に異なる尺度を使用していた。例えば，SASS は Bosc, Dubini, & Polin（1997）により作成された全20項目から構成される尺度であり，後藤ら（2005）により日本語版が作成されている。家族や他人などの人間関係の項目である〈対人関係〉，仕事や興味・社会活動の項目である〈興味や好奇心〉，自身や周囲に対する認識の項目である〈自己認識〉の3因子に分類される。

また，オリジナル尺度においては，「認知・行動・復職に対する意識の変容」など，リサーチクエスチョンに即したデータを収集するために尺度が工夫されていた。ただし，休職前のストレス状況及び認知，行動を尋ねる尺度はなかった。

その他の尺度には神経心理学的検査等が含まれており，多面的に対象者の課題や介入の効果の把握が試みられていた。

事例研究は内容分析の手法が採用されおり，対象者は1～3人であった。調査研究に含まれる面接調査は共に半構造化面接によりデータ収集を実施しており，分析手法は GTA（グラウンデッド・セオリー・アプローチ）または M-GTA（修正版グラウンデッド・セオリー・アプローチ）が選択されていた。対

象者数は各11人，14人であった。GTA において適当とされる人数について，McLeod（2000 下山監修 谷口・原田訳 2007）は，8～20名と述べている。その理由について，「8名以下の場合は，本質的には事例ベースの研究となるし，20名以上になると詳細に検討するにはデータが多すぎ，余分なデータを収集したことになってしまいかねない。」と述べており，2件の論文の対象者も適正範囲に含まれていた。本論文も M-GTA を採用しており，「第3節 研究方法論」において詳述する。調査研究における質問紙調査では GTA 及び KJ 法が選択されており，データ収集の方法や分析手法が，先の面接によりデータ収集された論文と異なることから対象者も34人，284人と多かった。

対象者は，軽度から重度の単極性のうつ病またはうつ状態の患者で，16件中14件が，うつ病で休職中の労働者であった。その他の2件は休職中であることが明記されていない国外の論文であり，1件は中等度から重度のうつ病労働者，他方の1件は中等度以上のうつ病労働者が対象になっていた。先で述べたように，国内外の雇用制度などの背景が関与している可能性が考えられる（田島ら，2010a）。

4) 研究結果

研究の目的は，CBT または CBGT のプログラムの効果の検証，CBT が効果的であった症例の報告，認知，行動を含む職場復帰までのプロセスの構造化，尺度開発に大別されたが，これらに対する結果は以下のようであった。

①CBT または CBGT のプログラムの効果の検証

プログラムの効果の検証を目的とした研究においては，1件を除いては尺度を使用して客観的に効果を測定していた。表7は，採用した尺度の種類と，介入後の得点が有意または有意傾向に変化したかをまとめたものである（介入の前後比較が目的ではなく，介入開始時の状態像の把握を目的に採用した尺度は除く）。CBT または CBGT のプログラムの効果の検証を目的としたこれらの研究においては，効果や変化の指標として，抑うつ症状，非機能的認知，自尊心，社会機能及び社会的スキルを測定する尺度を用いており，その中の有

表7　職場ストレスに関連するうつ病患者の認知・行動に関する
　　　文献の研究における使用尺度及び解析結果

測定対象	尺度	文献数	
		採用	有意／傾向
抑うつ症状	BDI/BDI-Ⅱ	4	4
	HAM-D	1	0
	SDS	1	1
	CES-D	1	1
	QIDS	1	1
非機能的認知	DAS24-J	3	2
	ATQ-R	2	2
	JIBT-20	1	1
社会機能／スキル	SASS	1	1
	KISS	1	1
	SF-36v2	1	1*
	SPSI-R	1	1*
自尊心	SE	2	2
	オリジナル尺度	4	4*
その他		3	3

BDI-Ⅱ（Beck Depression Inventory）
HAM-D（Hamilton Depression Rating Scale）
SDS（Self-rating Depression Scale）
CES-D（The Center for Epidemiologic Studies for Depression Scale）
QIDS（Quick Inventory of Depressive Symptomatology）
DAS24-J（Dysfunctional Attitude Scale 24 日本版）
ATQ-R（Automatic Thoughts Questionnaire-Revised）
JIBT-20（Japanese Irrational Brief Test）
SASS（Social Adaptation Self-evaluation Scale）
KISS（Kikuchi's Scale of Social Skills 18 items）
SF-36v2（Sheehan disability Scale）
SPSI-R（Social Problem-Solving Inventory-Revised）
SE（Self-Esteem Scale）
*尺度の下位項目の一部で有意差なし

意差または有意傾向が認められた。ランダム化比較試験，前後比較試験での介入結果であり，介入効果または介入後の改善が認められたと結論できる。ただし，うち4件はCBT及びCBGTとその他のリワークプログラムや作業療法との併用であり，効果にはこれらのプログラムも影響している可能性が推察される。

②CBTが効果的であった症例の検討

　症例検討においては，介入時または介入の途中段階で認知面及び行動面の評価が行われていた。具体的には，「生徒に感銘を与え，同僚にも信頼されるよい教師でなければならない」（樋川ら，1996），「必要のない人間」「何をやってもダメだ」（緒方・内山，2003），「強い自信喪失からくる自己評価の低さも顕著で完璧主義」「学生時代や職場での失敗体験を挙げる」（渡部ら，2008），「会社側の対応が自分の病気の原因であるといった認知に対して配置転換を拒否できなかった」「自分の責任でないのに，クレーム処理をさせられた」「今の職場は専門的なものが多く，自分にはわからない。そこらへんが不満」（畑田・野添，2014）などであり，全ての研究対象者は休職前の職場や仕事に関する認知，行動がストレスと関連していた。それらに対して治療者は，「些細なミスが発生した際，必要以上に過大に捉え不安と自責の念を強める完璧主義」（渡部ら，2008），「対人的な場面からの回避（引き受けてしまう）」（緒方・内山，2003），「病気は「会社のせい」といった原因帰属へのとらわれ，完璧主義などの認知も恐怖の持続に関与していた。」「職場における孤独感で思い悩んでおりコミュニケーション不全や対人恐怖が行動化を妨げていたことがうかがわれた。」（畑田・野添，2014）と職場復帰を妨げる要因の同定をはじめとするアセスメントを症例毎に行った上で，介入の焦点が絞りこまれていた。

　介入内容については，「思考記録表を用いて合理的反応を引き出すという認知的技法や教壇上で不安に直面した時の対処法を認知的リハーサルによって準備するという行動的技法を適用して治療を行った」（樋川ら，1996），「行

動面と認知面の改善を図り，情緒の安定を目標として，会社での苦手な場面，上司，部下とのやりとりでの失敗などを題材に，ワークシートをしようとしセルフモニタリングにより改善を探った」(緒方・内山，2003)，「会社だけが悪いというような独善的判断に対して柔軟な気づきができるよう認知の修正を図った。会社に近づいていくよう段階的エクスポージャーを実施した。」(畑田・野添，2014)。など，症例が抱えている職場や仕事の問題の個別性に配慮しながら認知面や行動面からの介入が行われていた。一方，渡部ら(2008) は，集団で CBT を実施していることから，集団の力動を利用した介入に重心が置かれていた。

　介入の結果，否定的な自動思考が修正されて抑うつ気分や不安が軽減され，職場復帰を果たしたり (樋川ら，1996)，認知の改善が見られたり援助に対する反応が明確になり，復職した後に治癒に至ったり (緒方・内山，2003)，会社の恐怖レベルや不満が低減するなどの改善が見られ，半日勤務から全日勤務と職場復帰していた (畑田・野添，2014)。渡部ら (2008) の CBGT による介入を行った症例のうち一人目は，他者の助けを借りることで改善が促されるという集団療法ならではの効果が得られ，結果，完璧主義が緩和し，ありのままの自身を受容する態度を示すようになってきた。また，二人目の症例は，集団での発言が可能になり，他の利用者の意見にも耳を傾ける姿勢が認められるようになり，それぞれ復職や社会復帰に至っていた。

　なお，改善の指標として使用した BDI-II に変化があり (緒方・内山，2003)，2 件の困難事例においても HAM-D に変化がある (樋川ら，1996；渡部ら，2008) など，抑うつ症状の改善が量的データからも明らかであった (渡部ら，2008)。

③認知，行動を含む職場復帰までのプロセスの構造化

　職場復帰までのプロセスを明らかにすることを目的にした研究 (Noordik et al., 2011) においては，「完璧主義 (認知)，恐怖 (気分)，回避行動 (行動) により，作業能力の範囲内に自身の負担を抑えられないこと，作業能力その

ものが低下していることなどが復職を阻む障害となる。その後，業務負荷状況を柔軟に捉えたり（認知），読書をする（行動）ことでリラックスあるいは緊張を緩和したり，心理的身体的症状の治療を行うなどのような，障害に対する解決策を発見する。次に，職場，家庭，医療機関と連携を行い，目標と計画，具体的には復職に前向きな態度でいることや注意深く仕事の負荷をかけていくことなどを立案する。」といった，復職を阻む障害を自覚して解決策を発見し試みることで復職が促進される旨のプロセスとそれに関わる要因を明らかにしていた。

　さらに，リワークプログラム参加から復職に至るまでのプロセスを明らかにする研究（上田ら，2012）においては，「（個人の特性などの）休職以前の状況から休職に至り，（自宅療養や孤独感などの）休職からプログラム参加までの状況を経て，（通所そのものからの影響や内容からの影響などの）プログラムの体験を参加の中でする。また，休職中に，（ライフイベントなどの）プログラム以外の休職中の生活も体験しながら，（復職にあたっての課題を抱えての）出勤再開から復職する」といった旨のリワークプログラムを通じて振り返りや活動範囲の拡大及び交流が起こり復職が促進されるプロセスが明らかになっており，リワークプログラム参加の意義について，「仲間と過ごす時間と空間」「CBGT」「コミュニケーションプログラム」「集団精神療法」「オフィスワーク」「スポーツ，レクリエーション」「イベント・調理プログラム」などが，'気持ち・考えの変化' や '行動の変化・社会的な広がり' に影響を与えていた。井口（2013）の研究においては，Piaget の発生的認識論の概念を援用して分析することで，精神医学的な症状改善の背後で生起している心理社会的変化が明確化されていた。結果として，内因性うつ病の寛解から復職までの過程がⅠ～Ⅳ期（Ⅰ期 不安・焦燥改善期，Ⅱ期 抑うつ気分・精神運動抑制改善期，Ⅲ期 行動範囲拡大，易疲労改善期，Ⅳ期 復職後）に区分できることや，Ⅰ期での「medical な病識」（自己理解が，より客観的で可逆的な形で脱中心化してゆく認知的な変化）の上に，Ⅱ期での「psychological な病識」（うつ病親和的な

思考様式に対する患者の自覚）と，「social な病識」（患者にとってうつ病親和的な仕事内容や上司の行動特徴などの職場環境の問題の自覚）が構築されて復職が促進されるプロセスが見出されていた。復職を妨げている認知面や行動面を含む問題への自覚や，それらの問題を解決していく取り組みが職場復帰を促進させており，リワークプログラムの参加は支援の一助となることが全体を通して明らかにされていた。

④職場復帰困難感尺度の開発

　尺度の開発（田上ら，2012a）においては，職場復帰の困難感は，「職場で必要な体力面の困難」「職場復帰後の対人面での困難」「職務に必要な認知機能面での困難」の3因子から構成されることが示され，この尺度を用いて調査を行った結果，4つの類型を得ていた（「全般困難型」「復職後の対人関係困難型」「体力・認知機能困難型」「低困難型」）。「全般困難型」は中等度以上のうつ症状に有意に多く，「復職後の対人関係困難型」は軽症以上に多く，また，「体力・認知機能困難型」「低困難型」は有意な人数の偏りがないという結果が得られていた。

　5) 考察

①CBT または CBGT のプログラムの効果の検証

　厚生労働省は，「心の健康問題により休業した労働者の職場復帰支援の手引き」（2004）の中で職場復帰可否の判断基準の例として，復帰の意欲，通勤時間帯の通勤や勤務時間内の就労，必要な作業ができること，疲労の回復，睡眠覚醒のリズム，注意力や集中力の回復等をあげているが，具体的に長期病休者に対してどのようなプログラムを組み立てて，適応能力を回復させるかについては示されていない。そこで高木ら（2007）が独自のプログラムをつくり試みたところ，職員の満足度は極めて高く，「完璧主義でまじめな「うつ」の職員にとって，認知療法で柔軟な思考を体得しておくことは再燃予防に役立つものと思われる」と述べている。この研究においては，CBT を用いて職場適応力を回復させるための，より具体的なプログラムを提供す

る必要性が示唆されている。

　CBT は個別介入の他に集団による介入も効果があることが結果から示唆されている。田島ら（2010a）においては，認知療法で習得すべき基本は集団療法でも学習できることが示されており，「うつ症状にのみ焦点を当てて休職期間をすごす場合と，自己を振り返り再発予防につながる対処技能を習得しながら休職期間をすごす場合とでは，復職後の職場適応に差が出ることは容易に予測される。」と述べている。さらに，北川ら（2009）は，孤独感の軽減や情報共有や共感し合えるといった面での効果が大きく，症例によっては個人療法では得がたい気づきに至る例も多い印象であると述べている。さらに，全体的健康感や役割意識の回復やコーピング及び問題解決能力に影響する認知機能の改善が促進される可能性についても言及している。

　なお，田上ら（2012a）は，「職場復帰の困難感は，うつ症状や休職中の社会機能の改善とは同時には低減しないため，職場復帰の困難感低減に向けて，介入時期などのタイミングや個人差を考慮したプログラム開発が必要。」と示唆している。

　また，個別や集団による介入以外に，Schneider et al.（2014）は，オンラインによる CBT についての利用やその潜在的な有益性について，対面式アプローチを好まないうつ病労働者や迅速なリスク評価が重要な場合などを挙げている。

②CBT が効果的であった症例の検討

　樋川ら（1996）は，「退院や職場復帰が近づくにつれ不安が高まり，再度うつ状態となることが多い。その中にはうつ状態を発症した原因や遷延化の原因に関する否定的自動思考を明確に把握しておらず，それらが修正されないままであることが理由のものが相当数含まれている」と述べている。また，「入院治療で職場や家庭でのストレス因が除去され，自動思考を捉えることが困難であったり，それを生み出す不安状況を把握することが困難であったりする場合，入院前の出来事を追想させて思考記録を記載することにより，

何が不安であったかを患者に明確に認知させたり，社会的不適応場面について認知的リハーサルを行うことも患者の社会復帰を容易にすると考えられた。」と述べており，不適応や体調不良の原因となった職場等のストレス状況を振り返り，対処について考えることの必要性を示唆している。緒方・内山（2003）は，「アセスメントで問題が明らかになり，援助計画を立てることができ有効であった。」「認知の再体制化をしていく作業は，合理的な思考にすると随分不快さが軽減するという体験も机上であるがすることができ，現実的に使うことができるかどうか不安ではあったが，さまざまな人の協力を得て使えることを確認しているところであった。」など，アセスメントの重要性や集団においてCBTを行うことのメリットについて考察していた。

③認知・行動を含む職場復帰までのプロセスの構造化

Noordik et al.（2011）は，うつ病の労働者の大半は復職を阻害する障害の認識とその解決策を発見し，重要他者からの支援も受け復職にも前向きであったと述べている。また，軽減勤務中の労働者の完全復帰に至るプロセスの停滞は，職場での解決策や目標と実践との間のギャップによるものと推察しており，休職中から復職後の困難状況を見据えることや，復職後も継続して支援することが重要であることを示唆していた。

上田ら（2012）は，リワークプログラムが進むにつれ，自分の課題に気づき，考え方や気持ちや行動も変化していることや，利用者同士の交流を通して社会性や自信を取り戻しつつあるプロセスを明らかにし，リワークプログラムには集団の効果も含め，一定の効果があると述べている。

また，井口（2013）は，「回復にともなう能動的行動の拡大と，「psychologicalな病識」，「socialな病識」の自覚による個人内，個人間の主体的な対処行動の積み重ね，及び，これらを支える医療者や家族，職場関係者との協働によって，より安定性のある操作的構造が新たに作られ，それらが復職後の再燃や再発を防ぐ心理―社会的な支援構造につながってゆくと考えられた。」のように述べ，復職や再燃・再発予防には，活動量の拡大と共に，疾

患そのものの病識以外に認知の変化を含んだ多面的な病識が認識されていくプロセスが重要であると考察している。

④職場復帰困難感尺度の開発

　田上ら（2012b）においては，「うつ病休職者の職場復帰の困難感の尺度項目が，秋山ら（2007）が自宅療養と職場復帰後の生活にある大きな隔たりとして指摘している「体力的負担」「まわりの社員とのかかわり」「業務ストレス」と関連しておりおおむね妥当なものであると考えられる。SASS（社会適応能力評価尺度）との負の相関について，SASSでは一般的な社会機能としての「対人関係」を想定しており，職場復帰後のそれとは質的に異なるものとして認識しているためではないか」と述べ，「うつ症状の改善や一般的な社会機能の回復を目指したかかわりのみでは，"職場復帰"に向けての困難感の支援としては不十分である可能性が考えられる。休職前に苦手としていた具体的なストレス場面の対応を検討し，課題と向き合い準備することや，うつ症状の改善や一般的な社会機能の回復に応じて休職中と職場復帰を段階的につなげるようなかかわりが期待される。」と考察している。また，「復職後の対人関係困難型は，うつ症状が軽症以下に偏っており，症状が改善して職場復帰のことを具体的に考えることで困難感が増すと考えられることから，復職後の対人関係の問題をうつ症状の改善とは逆に困難に感じるようになっている可能性がある。」のように，職場復帰困難感尺度の妥当性の検討に続き，尺度を用いた調査結果から上記の示唆を得ている。

6）　**文献中の職場ストレスに関連するうつ病患者の認知及び行動**

　これまで，各論文を比較しながら研究の動向を概観した。本論文は，職場ストレスに関連するうつ病労働者の認知及び行動のプロセスを明らかにすることを主要な目的としているため，各論文に記載されている職場や仕事に関連する認知，行動を抽出し検討する。

　認知，行動が患者の実際の語りとして記載されていた論文は症例検討が半数を占めており，休職前のストレス状況における認知の他に，復職に伴う不

安や抑うつに伴う認知も含まれていた。

①認知

　Beck（1963, 1964）は，うつ病の症状は自己，世界（周囲との関係）及び将来という三領域に亘る否定的思考スタイルがあるとし，否定的認知の三徴：negative cognitive triad とした。この概念に従い論文中の語りを分類した。

◆自己

「与えられたノルマは完璧にこなさなければならない」

「一度失敗したからもうダメである」

「いろいろ考え，すべて自分が悪いと思い自己嫌悪する」

「自分でやらねば」

「同僚の教師にできることがどうしてできないのか」

「こんなリーダーシップのない自分は会社から必要とされていないダメな人間」

「そんな自分はダメな人間である」

「こんなこと（無理難題）はできない」

◆世界（周囲との関係）

「こんな自分を部下や周囲はどのように思っているのか。」

「会社は使い者にならないので辞めさせたいと考えているのではないか」

「自分が会社を休んでいるので上司も怒っているのではないか」

「自分は病気で会社を休んでいるのに仕事のことで自宅にまで電話をかけてくるのは我慢できない」

「自分が無理に営業を強いたために起きたことであり，部下に対して申し訳ない」

「（職場という）相手のあることなので，どこまで対応できるかが心配」

◆将来

「悲観的でない考えを探しても，今の職場にもどると，八方ふさがりになるという考えの方が自分に当てはまる」

「もし，そうなったら失業することになり家族も困るだろう」
「職場復帰後も思うように授業ができないのではないか」
「教壇で動悸や足の震えがでるのではないか」

　これらの語りは全て，「完璧主義」「レッテル貼り」「恣意的推論（心の読み過ぎ）」「恣意的推論（悲観的占い）」「過度の一般化」などのうつ病患者が持ちやすい思考パターンのいずれかに当てはまる。これらの思考パターンに陥るとますます辛い状況へと追い込まれるとされている。休職者を対象にした症例検討の中で，樋川ら（1996）は，「患者独特のスキーマが職場復帰を阻害する大きな要因と考えられる」と述べており，上記のような認知に対して支援を行う際は，うつ病労働者の背景を考慮した介入が必要であるといえる。
②行動
「部下ともうまく話すことができない」
「断りきれず引き受けてしまう」
「周囲に仕事を割り振ることができずに抱え込んでしまった」
「深夜残業や休日出勤を重ねてしまった」
　職場で意思表示ができないことや過度に仕事を抱え込むといった行動が取られており，問題として語られている。Noordik et al.（2011）は，職場への完全復帰を阻む問題の一つに，「作業能力の範囲内に自身の負担を抑えられない」状態の背景の一つに，回避行動が存在すると述べており，上記の行動も回避行動とも捉えることができる。

(2)　今後の研究への示唆
　以上，職場または従業員のストレスに関わるうつ病の認知及び行動に関する研究を概観した。英語及び日本語で発表されている論文は16件と少なく，さらに前述した目的毎に分類するとその数はかなり限定されていた。
　各論文は，目的（①職場復帰や仕事のパフォーマンスを上げることを目指した

CBT または CBGT のプログラムの効果の検証，②職場復帰を目指すうつ病患者に CBT が効果的であった症例の検討，③認知，行動を含む職場復帰までのプロセスの構造化，④職場復帰困難感尺度の開発）に沿った研究デザイン（実験研究，事例研究，調査研究）が組まれ，尺度（抑うつ症状を測定する尺度，非機能的認知を測定する尺度，自尊心を測定する尺度，社会機能及び社会的スキルを測定する尺度，オリジナル尺度，その他）や分析手法（量的分析，質的分析）が選択されていた。

　目的別において最も論文数が多いのは，職場復帰や仕事のパフォーマンスを上げることを目指した CBT または CBGT のプログラムの効果の検証であった。1件を除き，効果測定を目的とした尺度が使用され，そのほとんどにおいて有意差または有意傾向ありの結果が得られており，プログラムの効果があることが量的研究によって明らかにされていた。他方で，病状や休職状況の統制等の問題や対照群の確保の問題，効果測定に用いる尺度選択の問題など課題も残されており，これらの課題に対応したエビデンス・レベルの高いデザインによる研究のさらなる蓄積が期待される。

　尺度開発に関しては，田上ら（2012a）が職場復帰困難感に焦点を当てた論文を発表しており，職場や仕事に関する認知・行動的側面の視点を含む尺度開発は，文献検討の対象になった論文中に当該論文1件のみであった。Keller（2001）は，うつ病の改善を測定するには抑うつ症状の側面と社会適応的側面を考慮する必要があると述べており，職場復帰や再発・再休職予防を目的とした社会適応的側面を測定する尺度の開発が今後の課題であろう。

　職場復帰を目指すうつ病患者に CBT が効果的であった症例の検討及び，認知，行動を含む職場復帰までのプロセスの構造化の検討には，共に質的研究手法が用いられていた。症例検討においては，職場復帰を妨げる要因を同定した上で介入の焦点が絞りこまれる個別介入と，メンバー間の力動を利用した集団への介入の双方が検討対象になっており，いずれも復職や社会復帰に至っていた。プロセスの構造化に関する研究においては，復職を阻害する障害を認識し解決するプロセス，自己の認知特性の理解を含む「病識」を深

めていくプロセス，またリワークプログラムを通じて考え方や行動の変化が促進されるプロセスが記述されており，既存の尺度を用いた量的研究においては見逃される可能性がある個人及び限定的な集団に共通する特徴や動き（プロセス）が検討されていた。

　先に引用した樋川ら（1996）は，復職前に再度うつ状態になる症例について，「うつ状態を発症した原因や遷延化の原因に関する否定的自動思考を明確に把握しておらず，それらが修正されないままであることが理由のものが相当数含まれている」と述べている。また田島ら（2010b）は，「うつ症状にのみ焦点を当てて休職期間をすごす場合と，自己を振り返り再発予防につながる対処技能を習得しながら休職期間をすごす場合とでは，復職後の職場適応に差が出ることは容易に予測される。」，Noordik et al.（2011）は，「完全復帰に至るプロセスの停滞は，職場での解決策や目標と実践との間のギャップによるもの。」，田上ら（2012b）は，「休職前に苦手としていた具体的なストレス場面の対応を検討し，課題と向き合い準備することや，うつ症状の改善や一般的な社会機能の回復に応じて休職中と職場復帰を段階的につなげるようなかかわりが期待される。」と述べている。これらは，職場復帰に備えて，休職前のストレス状況をなるべく具体的に振り返り，自分自身の否定的認知等の問題を明確に把握し対処しておくことが重要であることを示唆している。しかし，文献検討の対象論文の中には，休職前のストレス状況に焦点を当てて，そこでの認知や対処行動がどのようなものであったか，またそれらがどのように相互作用していたかを検討した論文はなかった。Fournier, DeRubeis, Amsterdam, Shelton, & Hollon（2015）は，「仕事に関する内容に焦点を当てた認知及び行動的技法が就労状況に影響を与えるといった仮説の検証は今後の課題である。実際に，Lagerveldらは，仕事関連に焦点化した内容を加えて修正した認知療法は，標準的な認知療法よりも，職業機能における大きな改善に寄与したと発表した。」と述べている。文中のLagerveldらは，基礎的なCBTに加えて試験出社を加えたプログラムを試みている

(Lagerveld & Blonk, 2012)。さらに，高木ら（2007）は，「認知行動療法を用いて職場適応力を回復させるための，より具体的なプログラムを提供する必要性が示唆されている。」と述べていることから，休職中の労働者に対する復職後の再発や再休職予防を目的とし，仕事関連の内容に焦点を当てたより具体的で明確なプログラムの提供が必要であり，そのためには，うつ病の労働者が休職前のストレス状況をどのように認知し対処していたかを把握することが重要であると考える。

第3節　研究方法論

本論文において採用した混合研究法及び質的研究法について以下に示す。

1　混合研究法

混合研究法は，量的・質的アプローチを組み合わせて使用する研究法である（Creswell, 2010; Creswell, 2014）。Creswell（2002, 操・盛岡訳 2007）は量的アプローチ，質的アプローチ，混合研究法のそれぞれの定義について以下のように分類している。

(1)　混合研究法の定義
1)　量的アプローチ

知識を発展させて行くために，主にポスト実証主義の立場を用いて（すなわち，原因―結果の発想，いくつかの変数・仮説と問いへの還元，測定と観察の使用，そして，理論の検証），また実験や調査といった探究の戦略に依拠して，そして統計学的データをもたらす測定用具によるデータ収集を行っている。

2)　質的アプローチ

探究者は主に知識の定義を基礎として，構築主義のパースペクティブ（すなわち，個人の経験の多元的意味，社会的あるいは歴史的に構築された意味，理論や

パターンを作り上げて行こうという意図）や，専門家によるアドボカシー／参加型のパースペクティブ（すなわち政治的，問題志向，共同的，変革志向），あるいはその両者を用いることがしばしばである。またここでは，ナラティブな研究，現象学的研究，エスノグラフィー，グラウンデッド・セオリー研究，あるいは事例研究といった探究上の戦略が用いられている。研究者は，オープンエンドな尋ね方で浮上してくるデータを収集し，基本的にはデータに根ざす形でテーマを発展させて行くことを意図している。

3） 混合研究法

プラグマティックなものを基礎として知識の定義を行う傾向が見られる（例えば，帰結志向，問題中心的，多元論的）。ここで用いられる探究の戦略は，研究課題を最もよく理解できるようにするために，データ収集は並行的であったり順次的であったりする。データ収集はまた，数値化された情報も（例えば，測定用具によって）テキスト情報も（例えば，インタビューによって）ともに収集するもので，最終的なデータベースは，量的情報と質的情報の両者の性格を表すものとなる。

以下，(2)混合研究法の目的，(3)混合研究法の研究設問の立て方，(4)混合研究法の研究デザイン／類型は，抱井（2014, 2015a, 2015b）を参考にして述べる。

(2) 混合研究法の目的

混合研究法によるアプローチを用いる目的について Greene, Caracelli, & Graham（1989）は以下の5点を挙げている。

①トライアンギュレーション，②補完，③発展，④開始，⑤拡張。これらの具体的内容は，混合研究法を用いる際に，複数の手法により得られたデータの分析結果が収斂するかを確認すること（トライアンギュレーション），複数の方法により得られたデータの分析結果により，全体的な結果の解釈や導出された推論をより精緻化すること（補完），ひとつの方法により収集した分

析結果をもとに，もう一方のデータを発展させること（発展），複数の方法により得られたデータの分析結果が収斂しないことをきっかけとして，現象の複雑性・多面性に積極的に考察のメスを入れること（開始），そして，研究の幅に広がりをもたせるために，異なる現象に異なる方法によって考察のメスを入れること（拡張）である。

(3) 混合研究法の研究設問の立て方

研究設問の立て方は複数のアプローチが提案されている。例えばTeddlie & Tashakkori（2009）は，最初に混合研究の研究設問（二つのデータを統合して初めて明らかとなる，「メタ推論」に関する設問）を立て，下位設問として質的・量的研究のそれぞれの研究設問を用意するというアプローチを推奨している。

Cresewll & Clark（2010）は，研究設問のタイプを，1）方法に焦点化した研究設問，2）研究内容に焦点化した研究設問，3）方法と研究内容の両方に焦点化した研究設問の三つに分けて議論している。Cresewll & Clark（2010）の研究設問の立て方におけるアプローチの例を以下に示す。

1) 方法に焦点化した研究設問

「質的研究の結果は，どの程度量的研究の結果を確証しているか」

2) 研究内容に焦点化した研究設問

「少年たちの自尊心の変容が中学校時代にみられるという研究結果を，彼ら自身の見解はどのように裏付けているか」

3) 方法と研究内容の両方に焦点化した研究設問

「少年たちの自尊心に関する探索的な質的データと，自尊心尺度を用いて得た量的な測定データを比較することで，どのような結果が得られるか」

(4) 混合研究法の研究デザイン／類型

混合研究法の研究デザインへのアプローチには，①類型別アプローチ，②

動的アプローチの二つの潮流があると言われている。抱井（2014）は，それぞれの研究がもつ目的の独自性や複雑性を考慮すれば，多様なデザインのあり方を包括する，動的アプローチの方がより現実的なものであると考えると述べている。その一方で，Creswell（2002 操・盛岡訳 2007）による複数の類型は組み合わせるという折衷案も考案され，多くの混合研究法エキスパートによってもこのアプローチが広く用いられていると述べている（表8）。混合研究法の六つの類型は下記の通りである。

◆基本型

1) 収斂的デザイン

質的・量的データから導出される異なる視点を比較する際に用いられる。質的・量的データは並行して収集され，どちらか一方のタイプのデータ収集がもう一方のタイプのデータの分析結果に依存しない。

2) 説明的順次的デザイン

最初に実施する量的研究の結果を，続く質的研究によって，より深化する目的で用いられる。

3) 探索的順次的デザイン

対照的に探索的デザインは，最初に質的研究を実施し，そこから導出された仮説を後続の量的研究で検証したり，質的研究の結果に基づいて測定尺度の開発をする目的で用いられる。

◆応用型

4) 介入デザイン

特定の治療や介入プログラムの効果を検証する量的研究部分に，これからの治療または介入プログラムを研究参加者がどのように経験しているのかを明らかにする質的研究部分を「埋め込む」デザイン。

5) 社会的公正デザイン

研究目的によって規定される具体的な調査手続きに関連した類型というよりも，哲学的・理論的枠組による類型化。社会変革の視座にもとづく混合研

表8 質的・量的・混合研究法のアプローチ（Creswell, 2002 操・盛岡訳 2007）

傾向あるいは典型	質的アプローチ	量的アプローチ	ミックス法アプローチ
哲学的前提の活用	構築主義的, 専門家のアドボカシー／参加型の知識の定義	ポスト実証主義の知識の定義	プラグマティズムの知識の定義
探究の戦略の活用	現象学, グラウンデッドセオリー, エスノグラフィー, 事例研究, ナラティブ	調査研究, 実験研究	順次的, 並行的, 変化的
各方法の活用	オープンエンドの質問形式, 浮上型のアプローチ, テキストデータとイメージデータ	構成的な質問形式, 事前決定型のアプローチ, 数値データ	オープンエンドと構成的の両質問形式, 浮上型と事前決定型の両アプローチ, 質的／量的なデータ収集／分析
研究者が行う研究の実践	自分自身を位置づける 研究協力者の持つ意味を収集する 単一の概念あるいは現象に焦点を絞る 自分の価値観を研究に持ちこむ 研究協力者が置かれている文脈や状況を研究する 結果の正確性を確認する データに解釈を加える 変化や変革の為のアジェンダを設定する 研究協力者と協働する	理論や説明を検証する 研究で使う変数を明示する 変数を問い／仮説に関係づける 妥当性／信頼性の基準を利用する 数値化された形で情報を観察し計測する バイアスを排除したアプローチを用いる 統計学的手順を用いる	質的／量的データをともに収集する 両方法をミックスする論拠を展開する 探究のさまざまな段階で, データを統合する 研究手順の示す図表を準備する 質的／量的研究をともに実践する

究であれば，社会的公正デザインとして類型化することが可能となる。

6) 段階的評価デザイン

評価研究のような，複数の段階にわたって行われる研究デザインを指す。特定の介入プログラムの効果について，形成的評価や総括的評価を実施するような例がこれにあたる。

⑸ **ヘルスリサーチ分野における混合研究法**

抱井（2014）は，混合研究法の論文は1本にまとめなければ意味がないとの主張について，「1本の論文の中で2つの研究アプローチから導き出された結果が最終的にどのように統合され，それによって単一メソッドでは得られなかったであろうどのようなシナジー効果があったかを明示するためである。（中略）混合研究法を実践する研究者は，今後この統合の部分を十分に意識して研究デザインを構築し，調査を行い，その結果を論文としてまとめる必要がある。」と解説している。

量的アプローチと質的アプローチを統合する混合研究法は，ヘルスリサーチにおいても質の高い研究を目指すアプローチとして紹介されており，井上（2013）は「量的調査研究と質的調査研究を対立的に考えずに，これらを組み合わせることにより，研究対象のより正確な把握をすることができるようになる。」と述べている。

ヘルスリサーチとは，「主に人の健康・保健・医療・看護・福祉といった分野での研究について指すものとされており，人々の健康を高めること，QOLを向上させることといった，世の中に役立てることが求められるという点にこの分野の特徴があり，人々の健康を高めるという観点から社会に還元することで，はじめて研究としての意義があると認められる。」と説明している（井上，2013）。

本論文は医療分野における心理学的アプローチを実践する筆者によるものであり，このような筆者の立場からも，ヘルスリサーチにおいて質が高いとされる混合研究法のデザインに基づき研究を進めることの意義は深いと考える。

2　質的研究法

本論文においては混合研究法の主要な部分を質的研究が占めているが，近年，臨床心理学領域の研究全体においても質的研究が脚光を浴びている。そ

の背景について能智（2011）は，①質的研究が実践というテーマに視野を広げていること，②実践も事例研究以外の質的研究法に視野を広げていること，③実践と質的研究の技能に共通性があること，としている。本論文において質的研究を採用した理由は，「はじめに」で述べたリサーチクエスチョンに基づき第2章において文献検討した結果，うつ病労働者のストレスが'どのように'生起するのかについての当事者の視点に立った研究報告はなく，そのための知見を得るためには，ストレッサーと当事者の認知・行動との相互関連性に着目したプロセス及びストレス体験の意味を詳細に記述する必要があると考えたからである。質的研究の複数の手法の中でも，本論文ではグラウンデッド・セオリー・アプローチ：Grounded Theory Approach（以下，GTA），中でも修正版グラウンデッド・セオリー・アプローチ：Modified Grounded Theory Approach（以下，M-GTA）を採用することとした。以下，質的研究法におけるGTA及びM-GTAの位置づけと，M-GTA選択の理由について述べる。

(1) 質的研究法の種類

質的研究法には，表9のように，ナラティブ研究，事例研究，現象学的アプローチ，エスノグラフィーなど複数の方法がある。岩壁（2010）は，「方法の選択にはいくつかの異なる要因が関係しており，これらをじっくり検討する必要があるが，最も重要なのは，何を達成しようとするのか，というリサーチクエスチョンと研究法の諸側面の適合性である。」と述べている。

(2) GTAの特性

GTAは，ある問題について，これまで明らかにされていない理論に対するリサーチクエスチョンに向いている方法である。さらに，木下（2003）はGTAに共通する理論特性5点と内容特性4点を挙げており，リサーチクエスチョンに加えて，選定の判断となる基準を提示している。

表9　リサーチクエスチョンと質的研究の種類の関係（岩壁，2010）

研究法	リサーチクエスチョンの種類	挫折体験と不本意入学に関する例
ナラティブ研究	時間軸にそって体験がどのように整理され，そして登場人物と出来事のあいだにどのような関係が作られているか。	不本意に入学した学生は，入試での挫折体験をどのように語るか（語りにはどのような特徴があるか）。
事例研究	一事例，または複数の注意深く選ばれた事例についての分析から特定の問題を検討する。	不本意入学したあと，挫折体験から回復し，充実した学生生活を送っている学生と，同じような不本意入学のあと，落ち込みから立ち上がることができない学生を比較し，適応と関わる要因を抜き出す（この場合複数事例研究となる）。
グラウンデッドセオリー法	体験プロセスに関する問題。ある体験には，どのような段階や通過点があり，それらがどのような順序で進んでいくか。	入試失敗の挫折体験と不本意入学から回復する体験プロセスはどのような段階や心理的テーマがあるか。またどんなことをきっかけとして回復へと近づいているか。
現象学アプローチ	生きられた体験のエッセンスを捉える。すべての人に共通するようなある特定の体験の本質とは何か。	不本意入学した人たちすべてに共通する体験の要素とは何か。また，不本意入学とは本人にとって何を意味するのか。
参与型アクションリサーチ	コミュニティや臨床現場においてどのように変化が起こるか，またどのような援助が可能か。	大学の学生相談室では不本意入学者の心理的問題に対してどのような援助を行うとき，本人がより充実した学生生活を送れるか。
エスノグラフィー	対象とする人たちを毎日の生活の文脈において理解する。対象とする人たちは，どのようにして生活しているのか。	不本意入学をした学生たちの学生生活の現状はどうなっているだろうか。彼らは，どのような文化や価値観・ライフスタイルを生きているのか。
ディスコース分析	表面的なメッセージの背後には，どのような歴史・文化・社会的な意味があるか。	学歴社会と言われ，お受験が幼稚園からはじまる時代に，一流大学卒であること，またそうでないことに関して，メディアや日常生活の中でどのような差別や偏見があるか。
会話分析	ある特定の社会関係，場面ではどのような会話のパターンや構造がみられるか。	不本意入学した学生と友人（教員・親など）とのあいだでは，大学生活についてどのようなやり方で会話が取り交わされるだろうか。

1) GTA の理論特性

①データに密着した分析から独自の説明概念をつくって,それらによって統合的に構成された説明力にすぐれた理論
②継続的比較分析法による質的データを用いた研究で生成された理論
③人間と人間の直接的なやりとり,すなわち社会的相互作用に関係し,人間行動の説明と予測に有効であって,同時に,研究者によってその意義が明確に確認されている研究テーマによって限定された範囲内における説明力にすぐれた理論
④人間の行動,なかんずく他者との相互作用の変化を説明できる,言わば動的説明理論
⑤実践的活用を促す理論

　木下（2003）は,「人間行動の説明だけでなく予測に有効であるということは,人間の行動の変化と多様性を一定程度説明でき,さらにはその知識に基づいてこれからの社会的相互作用に方向性をもてるということである。」と述べている。

2) GTA の内容特性

①現実への適合性（fitness）：研究対象とする具体的領域や場面における日常的現実に可能な限り当てはまらなくてはならない
②理解しやすさ（understanding）：研究対象の領域に関心をもったり,その領域や場面に日常的にいる人々にとって,提示された理論は理解しやすいものでなくてはならない
③一般性（generality）：研究対象とされたところの日常的な状況は常に変化してるのであるから,提示された理論にはそうした多様性に対応できるだけの一般性が求められる
④コントロール（control）：グラウンデッド・セオリーを理解した人々が具体的領域において自ら主体的に変化に対応したり,ときには必要な変化を引き起こしていけるように,社会的相互作用やその状況をコントロールできな

くてはならない

　以上，リサーチクエスチョンや理論特性・内容特性に照らし合わせた上で，うつ病休職者の職場ストレス体験のプロセスに焦点を当て，理論化することで実践場面での活用につながる知見を得ることを目指す本論文の研究方法としてGTAを選択した。

3）　GTAのタイプと理論的背景

　GTAの主なタイプは，オリジナル版，グレーザー版，ストラウス・コービン版，M-GTAであり，現在提唱されているGTAを挙げるとさらに細分化される（表10）。

　GTAは1960年代に米国の数量的研究で知られたコロンビア大学社会学部でトレーニングされたグレイザーと，フィールド調査に力を注ぐシカゴ大学社会学部でシンボリック相互作用論を提唱したBlumerのもとで学んだストラウスが「The Discovery of Grounded Theory（データ対話型理論の発見）」（Glaser & Strauss, 1967）の刊行により提示した社会科学の質的研究方法論で

表10　現在提唱されているGTA一覧（山野（2009）を参考に山本（2014）が改変）

	オリジナル版	Strauss・Corbin版	Glaser版	修正版（M-GTA）	戈木クレイグヒル版	社会構成主義版（CGTA）
提唱された年	1967年	1990年	1992年	1999年	2006年	2006年
提唱者	Glaser & Strauss	Strauss・Corbin	Glaser	木下康仁	戈木クレイグヒル滋子	Charmaz
認識論	実証主義とシンボリック相互作用論の双方。ただし明確ではない。	シンボリック相互作用論。	実証主義。	シンボリック相互作用論に基づいたプラグマティズム。	シンボリック相互作用論。ただし明確には示されていない。	シンボリック相互作用論とプラグマティズムを基盤とした社会構成主義。
分析方法の特徴	コード化という用語は用いられているが，方法は明示されていない。	データの切片化，オープン・軸足・選択的コーディングの導入。	より厳密なデータの切片化。コーディングのファミリーの導入。	切片化の否定。分析ワークシート，分析焦点者の導入。	Strauss・Corbin版を踏襲しつつ，概念図などを導入。	研究対象者との相互行為を通してのデータ収集と分析。行のコード化。

ある。その背景には,自然科学の方法を社会科学の現象に応用し,統計的にモデル化する量的研究を用いた研究が主流であったことや,社会に生きる人たちをそのまま理解するエスノグラフィー研究の発展などがあった。しかし他方で,エスノグラフィーは方法論が明確化されておらず客観性に欠けるという批判もあった。そこで,系統的にデータに根差した理論を研究から発展させるグラウンデッドセオリー法を開発した。その後,二人は袂を分かち,ストラウスとコービンによる共著「Basics of Qualitative Research: Grounded Theory Procedures and Technique（質的研究の基礎）」(Strauss & Corbin, 1998 操・森岡訳 2004) が発刊されてストラウス・コービン版となるなど,様々な変遷を経ている。そうして分岐した各タイプは異なる理論的背景を持つようになる。オリジナル版は Glaser の実証主義,Strauss 版はシンボリック相互作用論,Strauss・Corbin 版はシンボリック相互作用論,Glaser 版は実証主義であり,修正版（M-GTA）はシンボリック相互作用論に基づきつつ実用性に重心を置いたプラグマティズムに立脚している。また,戈木クレイグヒル版（戈木, 2006）は Strauss・Corbin 版と同じ立場であると主張しているが,オリジナリティも存在しているため別バージョンとして分類される。社会構成主義版はシンボリック相互作用論とプラグマティズムに基づいた社会構成主義の立場を取っている。

(3) **M-GTA の特徴と使用方法（木下, 1999, 2003, 2007, 2009, 2014, 2005）**

　前述のように,さまざまなタイプに見られる複雑性や模式的になりすぎる分析手順や,認識論的立場のぶれなどに対し,もともとの研究法の意義を踏襲したうえで分析手法を明確化し,木下が考案したものが M-GTA である。西條（2005）は M-GTA について「現在の認識論から分析法,論文執筆に至るまで体系的かつ実践的にまとめられている優れた枠組み」と述べている。

1) M-GTA の特徴（木下，2003）

①GTA の理論特性 5 項目と内容特性 4 項目を満たすこと。
②データの切片化をしない。それに代わるデータの分析法を，独自のコーディング方法と【研究する人間】の視点と組み合わせることで，手順として明示している。
③データの範囲，分析テーマの設定，理論的飽和化の判断において方法論的限定を行うことで，分析過程を制御する。
④データに密着した（grounded on data）分析をするためのコーディング法を独自に開発した。分析ワークシートを作成して分析を進める。
⑤【研究する人間】の視点を重視する。
⑥面接型調査に有効に活用できる。
⑦解釈の多重的同時並行性を特徴とする。

　このうち，②のデータの切片化しないという点は，他の GTA とは異なる最大の特徴であるとして強調している。他の GTA では，分析の初期段階で一行ごとに区切り（切片化），切片化された各データに対してコーディングを行っていくという手順で進められるが，この技法はもともとグレーザーの認識論を反映した素朴な客観主義に依拠したものである。そのため木下（2003）は，切片化を用いないということについて，「単なる一技法にとどまるものではなく 1 つの方法論でもあり認識論と不可分の関係にある。」，さらに「質的データの意味の解釈は研究者が一定の問題関心とテーマのもとの行う作業であり，その適切さを数量的分析と同じ意味での客観主義に求めることは不可能である。」と説明している。では，数量的分析等の客観主義に基づく研究が目指す一般可能な知識の生成について，構築主義のように非一般可能なものとして意味了解が可能な人間間において成立する知識のみを求めているのだろうか。木下（2003）は一般化について次のように述べている。「M-GTA は，限定された範囲内において一般化し得る知識の生成を目的とする。この限定的一般化は分析の結果だけを発表すれば可能となるのではな

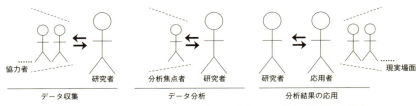

図5　M-GTA における3つのインタラクティブ性（木下，2007）

く，橋渡しをするもう1つの要素を必要とする。それは関与する人間を組み込むことで，具体的には【研究する人間】（データの解釈を行う人間）が【分析焦点者】（調査対象者を抽象化した集団）を介して理論生成するという条件設定と，応用者（結果を理解，評価，応用する相手）が分析結果を【分析焦点者】の視点を介して現実場面において実践活用するという条件設定の組み合わせによって成立する。応用者を含め3種類の人間がM-GTAの中には組み込まれているのである。客観主義と構築主義を二項対立的にとらえたり，いずれか一方に与するのでもなく，両者を統合する枠組みをこのように設定している。」と説明している（（　）内は（木下，2007））（図5）。

本論文においては，休職前の職場ストレスと，うつ病休職者の認知・行動との相互作用の文脈を重視し，対象者から見た「意味」の解釈を行うことを目的とした臨床研究であるため，研究方法としてM-GTAが適していると考え採用した。

第4節　論文全体の構成と研究デザイン

本論文においては，当事者，つまり，うつ病で休職に至った労働者が体験した語りからストレス対処のあり様を明らかにすることを目的に，第1に，うつ病に罹患した労働者は休職前にどのような職場ストレスを体験し，認知及び対処行動の観点においてどのようなプロセスでストレスを処理しているか，第2に，うつ病に罹患した労働者の休職前の職務ストレスに対する認知

はじめに

第1章 序論：うつ病休職者の集団認知行動療法に関する研究と実践の背景
第1節 問題と背景
第2節 文献検討
第3節 研究方法論
第4節 論文全体の構成と研究デザイン

第2章 うつ病再休職者における職場ストレス要因の検討
　　　―初回休職者との比較調査（量的研究〔Ⅰ〕）―
第1節 問題と背景
第2節 生活場面における主観的ストレスの初回休職者と複数回休職者の比較（研究1）
第3節 NIOSH職業性ストレス調査票の初回休職者と複数回休職者の比較（研究2）
第4節 抑うつ症状・非機能的態度・社会問題解決力・自尊感情の初回休職者と複数回休職者の比較（研究3）
第5節 限界と意義

第3章 うつ病休職者の職場ストレス処理に関わる認知及び行動のプロセス（質的研究）
第1節 「職場復帰のための集団認知行動療法」参加時の認知変容のカテゴリー化の試み（予備研究）
第2節 休職前の職場ストレス処理過程《埋没的労働スタイル》の維持から崩壊までの様相（研究4）
第3節 休職中の職場ストレス処理過程《職務解放労働スタイル》（研究5）
第4節 「職場復帰のための集団認知行動療法」介入後の職場ストレス処理過程《職務統制労働スタイル》（研究6）
第5節 「職場復帰のための集団認知行動療法」プログラムへの要望―既存のプログラムにおける改善点の検討―（補足調査）
第6節 休職前から「職場復帰のための集団認知行動療法」介入までの職場ストレス処理過程の変容 '《自己完結的労働スタイル》の緩和'（質的研究まとめ）

第4章 「職場復帰のための集団認知行動療法」プログラムの介入評価（量的研究〔Ⅱ〕）
第1節 抑うつ症状からみた「職場復帰のための集団認知行動療法」の介入評価（研究7）

第5章 総合考察
第1節 各研究の概要
第2節 うつ病休職者の休職前の職場ストレス要因と認知行動的観点からみたストレス処理過程
第3節 うつ病休職者に対する休職及び認知行動療法の評価と認知行動的観点からみた職場ストレス処理の変容過程
第4節 本論文の新しさと意義
第5節 今後の展望
第6節 本論文の限界と課題

引用文献・参考文献
あとがき
資料

図6　本論文の構成

及び行動が，休職及び「復職CBGT」を経験し，どのように変容するか，の二つのリサーチクエスチョンに即して研究デザインを決定した。これらの研究デザインを含む本論文の構成を以下に示す。

　第1章では，本論文の問題と背景，文献検討，研究方法論を示した（図6）。

　第2章以降の研究1から研究7までは先の「研究方法論」で触れた混合研究法を用いて論文を構成している。以下に本論文の全体像を示す。

　研究1～3及び研究7は量的研究である。研究4～6は質的研究である。一つ目のパートは，第2章の研究1，2，3及び，第3章の研究4で構成されており，二つ目のパートは，第3章の研究4，5，6，質的研究まとめ，三つ目のパートは，第3章の研究5，6及び，第4章の研究7，の三つのパートに分かれており，最終的に第5章でこれらを統合する「収斂的デザイン」で構成されている（図7）。

　①では，量的研究で得られた結果を踏まえ，量的研究では把握できなかったプロセスに着目して検討をすることで多角的にうつ病労働者の休職前の職場ストレスについて理解するため，対象者を絞り込み質的研究を実施していく。②では，休職前，休職中，「復職CBGT」参加後の三つの異なる背景における職場ストレスに対する認知や対処行動の'変容'のプロセスを重視し研究を実施する。③では，「復職CBGT」介入の前後を比較し，その効果について質的に捉えると同時に，補足的に質問紙調査を行い量的にも効果を評価する。

　量的研究の解析方法等については，各研究の中で述べる。質的研究は第3章の研究4，研究5，研究6で行っており，各研究で用いる研究手法は「研究方法論」で述べたとおりである。以下に各章の流れについて述べる。

　第2章は量的アプローチによる研究で構成されている。研究1においては，うつ病で休職中の労働者の休職前のストレス状況について質問紙調査を実施した。職場・仕事における主観的ストレスの強さが，職場・仕事以外の生活

第1章 序論 うつ病休職者の集団認知行動療法に関する研究と実践の背景

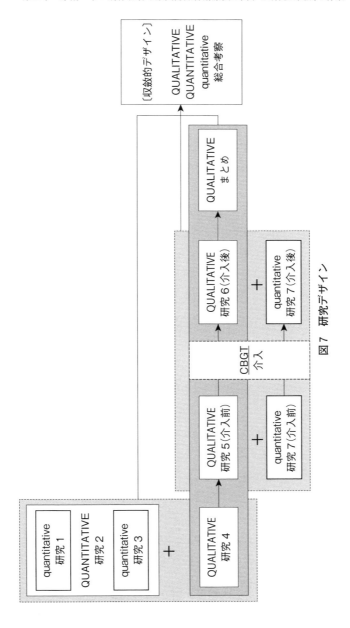

図7 研究デザイン

場面(家庭・家族,その他)における主観的ストレスよりも強かったか,また複数回休職者と初回休職者とでは,休職前の各生活場面間のストレスの強さが異なるかを比較し検討することで,本論文で休職前の職場ストレスに焦点を当てた研究を行うことの意味を確認した。解析の結果,職場におけるストレスが他の場面でのストレスよりも強いと想起していた結果が得られたため,以降の研究では職場におけるストレス要因に焦点を絞ることとした。うつ病は再発しやすい疾患であるため,研究2及び研究3においては,休職回数が複数回になると初回の時と比較して休職前に職場において感じるストレス要因や休職中の抑うつ症状等に何らかの差が生じるかについて検討した。具体的には,研究2においては職業性ストレスモデルに基づき作成されたNIOSH職業性ストレス調査票を用いて,休職回数が複数回にわたる労働者と初回の労働者とでは,ストレス要因が異なるかを検討した。同様に,研究3においてはNIOSH職業性ストレス調査票以外の尺度(BDI-Ⅱ,DAS24-J,SPSI-R,SE)を用いて両者の差について検討した。

　第3章においては第2章の量的研究の結果を踏まえながら,既存の尺度では十分に測定できない,職場ストレス要因と当事者との相互作用の詳細を記述するため質的アプローチによる研究を行った。予備研究を実施した後,研究4においては当事者側の視点から,職場ストレス状況とそれに関わる認知や対処行動のスタイル及びそのプロセスを明らかにするため,うつ病で休職中の労働者にインタビュー調査を実施した。

　続く研究5においては,研究4と同じ対象者に,研究4において語られたストレス状況に対する休職現在の認知や対処行動について明らかにした。休職前の認知や対処行動の内容と比較して変容が生じている場合にはその理由についても尋ねた。インタビュー調査の時期は,「復職CBGT」による介入前に設定した。研究6は,「復職CBGT」介入後にインタビュー調査を実施した。研究5と同様に,研究4において語られたストレス状況に対する現在の認知,行動について,また変容の理由や「復職CBGT」の効果について

尋ねた。質的研究まとめにおいては，研究4，研究5，研究6，すなわち休職前，休職中，「復職CBGT」介入後を通して生じる職場ストレスに対する認知や対処行動の変容のプロセスとその中心となる概念や変容の背景について明らかにした。

　第4章の研究7においては，第3章の研究5と研究6，つまり「復職CBGT」の介入前後において質的に捉えられた変容を補完する目的で，介入前後の抑うつ症状の変化を量的な側面から検証した。以上，第3章研究5及び研究6は介入前後の変容を質的に捉えると同時に，第4章研究7においては介入前後の効果を量的に捉える形で構成されている。

　第5章においては研究1から研究7までの研究を概観し，うつ病で休職した労働者の再休職・再発の予防のための示唆について量的研究，質的研究の各研究結果を統合し，今後の課題や展望と合わせて総合考察とした。

第2章　うつ病再休職者における職場ストレス要因の検討
　　　　－初回休職者との比較調査－（量的研究〔Ⅰ〕）[1]

第1節　問題と背景

　わが国の就労者に関する健康状況調査（厚生労働省，2008）によると，仕事や職業生活に関する強い不安，悩み，ストレスが「ある」と回答した就労者は58.0％であり，その中でも職場の人間関係や仕事の質，仕事の量の問題が上位を占めている。このような職場ストレスに関連する疾患の約半数はうつ病であると丹下・横山（2007）は報告している。

　DSM-Ⅳ-TR（2000）によると，うつ病の生涯有病率は6.5％と高く，再発率についても初発者で50％，2回発症した者は70％，3回発症した者は90％と高い。復職をした就労者が再発すると，本人や家族にとってマイナスであることはもちろんのこと，会社側も「安全配慮義務」に関する責任が問われる可能性があるなど，問題は重大である（秋山，2009）。そこで，再休職の予防に向けた取り組みが急務となっている。

　尾崎（2006）は，職場復帰を目指すうつ病就労者の心理療法を実施する場合，急性期を脱した段階で発症時の状況を整理し，今後のストレス対処行動を確認しておくことが重要であるとしており，休職前のストレス状況を振り返ることの意義について述べている。

　しかし，職場のストレスは個人要因や環境要因，あるいはその双方により生起し，さらに前述したように，ストレスの内容についても人間関係や仕事

---

[1] 本章の内容は，中村・秋山・酒井・沼・岡田・北村（2013）から構成されている。

の質，量など諸々の問題が存在するため，これらを見極めて援助することは容易ではない。加えて，うつ病の休職者は，休職前の職場への復帰が原則とされている。そのため復職後の再適応を目指す過程において，休職前と同様の心理的・身体的ストレスを経験する可能性があり，復職後に適切な対処がなされない場合は再発や再休職が繰り返されることも考えられる。

そこで，過去に休職から復職のプロセスを経た経験があり，その後，再び休職に至った労働者を対象に，休職前の復職期間を振り返りストレスに影響した要因を検討することは，再休職の繰り返しを予防するために有用であると考える。

しかし，休職中のうつ病労働者が，復職期間を振り返ることで，当時抱えていたストレスを検討した研究は現在のところ報告されていない。

したがって本章では，NIOSH 職業性ストレスモデルを参考に開発された NIOSH 職業性ストレス調査票（原谷，1995，1998，2004；Hurrell & Mc Laney, 1988）を用い，過去に一回以上復職経験のあるうつ病休職者を対象に，前復職後から現休職までの復職期間に体験した職場ストレス要因をレトロスペクティブに検証することで，今後の復職後の再休職予防に備えるための知見を得ることを目指した。また，援助の可能性を探るため，ストレスに関連し得る要因を幅広く視野に入れ探索的に検討することにした。

なお，本論文においては職場ストレスに限定して量的，質的側面から検討を加えることを目的としているが，日常生活においてストレスが生起する場面は，職場以外に家庭内やその他個々人が関わる社会に複数存在する。そこで，職場や仕事に関連するストレスが，他の生活場面に関するストレスより強かったかについても同様にレトロスペクティブに検証し，職場のストレス要因を対象に調査することが妥当であるかを確かめた。

第2節 生活場面における主観的ストレスの初回休職者と複数回休職者の比較（研究1）

1 目的

複数回休職者が想起する，前復職後から現休職までの復職期間の職場・仕事における主観的ストレスの強さは，職場・仕事以外の生活場面（家庭・家族，その他）における主観的ストレスよりも強かったかを検討する。さらに，複数回休職者と初回休職者とでは，休職前の各生活場面間のストレスの強さが異なるかを比較し検討した。

2 方法

(1) 対象者

1) 対象者の選択

NTT東日本関東病院倫理審査会の承認を受けた後，都内総合病院・クリニック（417箇所）へ研究協力依頼書を送付すると共に，研究機関であるNTT東日本関東病院精神神経科のホームページにて研究協力の呼びかけを行った（資料1）。研究協力の問合せがあった者に対して，説明会にて倫理的配慮を含む調査説明を書面にて行った後，以下の基準に合致する対象者57名全員より研究協力に対する同意が得られたため，研究対象者とした（資料2）。

2) 対象者の基準

対象者の適応基準は，年齢18歳〜55歳で，「気分障害」の診断を有していると自己申告があり，通院中で，主治医から調査協力が認められ，且つ，休職中で職場復帰を目指している者とした。したがって，退職者は対象から除いた。さらに，希死念慮が顕著な者，器質因や認知機能障害を認める者，物質関連障害（アルコール等）や摂食障害を認める者，重度の身体合併症があ

り継続参加が困難な者は対象から外した。診断名については，調査協力直前にフェースシートへの記入を対象者に尋ねて確認を行った（資料3）。

3） 対象者の概要

対象者57名のうち，初回休職者は27名（以下，初回群）・複数回休職者は30名（以下，複数回群）であった（表11）。各群の臨床に関するデータ（診断，罹患期間，再発数）は以下のとおりであった。診断については，大うつ病性障

表11 対象者57名（初回群27名・複数回群30名）の概要

	初回群 N=27		複数回群 N=30	
	度数	%	度数	%
診断				
大うつ病性障害	18	66.7	22	73.3
双極性障害	0	0.0	2	6.7
その他	9	33.3	6	20.0
性別				
男性	17	63.0	24	80.0
女性	10	37.0	6	20.0
休職形態				
有給休暇	1	3.7	0	0.0
病気休暇	9	33.3	5	16.7
休職	17	63.0	23	76.7
その他	0	0.0	2	6.7
	平均値	SD	平均値	SD
年齢	38.5	7.6	38.8	7.1
罹患期間（か月）	31.2	37.0	55.7	39.1
再発数	1.1	0.3	2.1	1.3
勤務年数	10.1	7.6	14.3	9.1
残業時間	44.7	39.0	40.9	39.1
休職期間（か月）	14.1	11.4	11.8	11.3
休職回数	―	―	2.6	1.0

＊診断名　その他（うつ病，うつ状態，気分障害）
＊残業時間は，現休職前の月平均時間

害は初回群18名，複数回群22名，双極性障害は初回群 0 名，複数回群 2 名，その他（うつ状態及び気分障害）は初回群 9 名，複数回群 6 名であった。罹患期間の平均は，初回群31.2か月（$SD\ 37.0$），複数回群55.7か月（$SD\ 39.1$），再発数の平均は，初回群1.1回（$SD\ 0.3$），複数回群2.1回（$SD\ 1.3$）であった。年齢に関するデータでは，初回群は平均38.5歳（$SD\ 7.6$），複数回群は平均38.8歳（$SD\ 7.1$）であった。性別に関するデータでは，男性は初回群17名，複数回群24名，女性は初回群10名，複数回群 6 名であった。休職に関するデータ（勤務年数，残業時間，休職期間，休職回数）は以下のとおりであった。勤務年数の平均は，初回群10.1年（$SD\ 7.6$），複数回群14.3年（$SD\ 9.1$），休職前の残業時間の 1 か月平均は，初回群44.7時間（$SD\ 39.0$），複数回群40.9時間（$SD\ 39.1$），休職期間は，初回群14.1か月（$SD\ 11.4$），複数回群11.8か月（$SD\ 11.3$），休職回数の平均は，初回群1.0回（$SD\ 0.0$），複数回群2.6回（$SD\ 1.0$）であった。

(2) 調査期間

2007年 9 月から2008年 3 月

(3) 研究方法

1) データ収集方法

質問紙を手渡しにて配布し，郵送にて回収した（資料 4 ）。

オリジナル質問紙：休職前に，異なる生活場面（職場・仕事，家庭・家族，その他）において感じていたストレスを，主観的スケールを基準に 0 ～100％の範囲で回答してもらうもの。具体的には，「休職前の職場・仕事に関するストレスを， 0 ％（全くない）から100％（大いにある）の数値で表すとしたら，どの程度になりますか？」「休職前の家庭・家族に関するストレスを， 0 ％（全くない）から100％（大いにある）の数値で表すとしたら，どの程度になりますか？」「休職前のその他のストレスを， 0 ％（全くない）から100％（大い

にある)の数値で表すとしたら，どの程度になりますか？」の3項目に回答してもらう。

2) データ解析方法

初回群と複数回群の各生活場面におけるストレスの強さの比較には二要因分散分析を実施した。

3 結果

休職回数(初回・複数回)(2)×生活場面(職場・仕事，家庭・家族，その他)(3)によってストレスの強さを分析した。分散分析の結果，休職回数(初回・複数回)の主効果は有意ではなく($F(1,55)=0.09$, $p=0.77$)，休職回数と生活場面の交互作用も有意でなかった($F(1.75, 96.07)=1.20$, $p=0.30$)。他方，生活場面の主効果は5％水準で有意であった($F(1.75, 96.07)=228.965$, $p<0.01$)。Bonferroniを用いた多重比較によると，3つの生活場面のうち，「職場・仕事」は，「家庭・家族」($p<0.01$)，「その他」($p<0.01$)よりも，5％水準で有意にストレスが強いと想起していた。他方，「家庭・家族」と「その他」($p=0.11$)の間で有意差はみられなかった(表12)。

4 考察

複数回の休職経験のあるうつ病労働者が想起する，現在の休職前の職場・仕事における主観的ストレスの強さが，職場・仕事以外の生活場面(家庭・

表12 生活場面におけるストレス度の両群比較

	初回群 N=27		複数回群 N=30	
	平均値	SD	平均値	SD
職場・仕事	93.2	8.2	85.8	13.3
家庭・家族	21.1	31.3	19.2	33.7
その他	10.6	23.5	15.3	32.6

家族，その他）における主観的ストレスよりも強かったかを検討した。さらに，複数回休職者と初回休職者では，各生活場面間のストレスの強さが異なるかを比較し検討した。その結果，初回休職者・複数回休職者共に，現休職前の職場・仕事における主観的ストレスは，家庭・家族やその他の生活場面より強かったと想起しており，休職初回と複数回の間に差はみられなかった。ただし，本研究の対象者は，皆，職場復帰を目指していたことから，職場・仕事に関するストレスを意識しやすい状況にあったとも考えられ，そのことが結果に影響した可能性はある。しかし，他の2つの生活場面におけるストレスとの間には有意差が認められており，この傾向を軽視することはできないだろう。この結果は，秋山・山岡・田島・岡崎（2008b）が，「企業社員を治療しているときには「職場のストレスが原因で病気になった」という訴えが非常によく聞かれる」と述べていることとも重なっており，初回・複数回休職者に偏りなく，うつ病休職者が抱えていた現休職前のストレスのうち，職場ストレスを調査の対象とすることの妥当性を示唆しているといえる。

第3節　NIOSH職業性ストレス調査票の初回休職者と複数回休職者の比較（研究2）[2]

1　目的

複数回休職者が想起する，前復職後から現休職までの復職期間の職場ストレス要因は，初回休職者の現休職前の職場ストレス要因と異なるかを検討した。

---

[2] 中村・秋山・酒井・沼・岡田・北村（2013）から構成されている。

2　方法

(1)　対象者

1)　対象者の選択

研究機関倫理審査会の承認後，医療機関への研究協力依頼と共に，ホームページにて協力の呼びかけを行った（資料1）。問合せがあった者に調査説明を行った後，基準に合致する対象者57名全員より同意が得られたため，研究対象者とした（資料2）。

2)　対象者の基準

適応基準は，年齢18歳〜55歳，「気分障害」の診断を有していると自己申告があり，通院中で主治医から調査協力が認められ，職場復帰を目指している者。さらに，退職者，希死念慮が顕著な者，器質因や認知機能障害を認める者，物質関連障害や摂食障害を認める者，重度の身体合併症があり継続参加が困難な者は対象から外した（資料3）。

3)　対象者の概要

対象者57名のうち，初回群27名・複数回群30名であった（表11）。各群の臨床関連データは以下のとおりであった。診断については，大うつ病性障害は初回群18名，複数回群22名，双極性障害は初回群0名，複数回群2名，その他は初回群9名，複数回群6名であった。罹患期間の平均は，初回群31.2か月，複数回群55.7か月，再発数の平均は，初回群1.1回，複数回群2.1回であった。年齢は，初回群平均38.5歳，複数回群平均38.8歳であった。性別は，男性は初回群17名，複数回群24名，女性は初回群10名，複数回群6名であった。休職関連データは以下のとおりであった。勤務年数の平均は，初回群10.1年，複数回群14.3年，休職前の残業時間の1か月平均は，初回群44.7時間，複数回群40.9時間，休職期間は，初回群14.1か月，複数回群11.8か月，休職回数の平均は，初回群1.0回，複数回群2.6回であった。

なお，対象者は研究1と同様である．

(2) **調査期間**

2007年9月から2008年3月

(3) **研究方法**
  1) **データ収集方法**

質問紙を手渡しにて配布し，郵送にて回収した．

日本語版NIOSH（National Institute for Occupational Safety and Health：米国国立職業安全保健研究所）職業性ストレス調査票

原谷・川上・荒記（1993）により開発された日本語版NIOSH職業性ストレス調査票（以下，NIOSH）は，NIOSH職業性ストレスモデル（図8）に従って選定された信頼性と妥当性が検証されている21尺度233項目で構成された調査票である．本調査においては，対象者の負担を考慮し，原谷により推奨されている，14尺度（99項目版）（原谷，2004）に自尊心尺度を加えた15尺

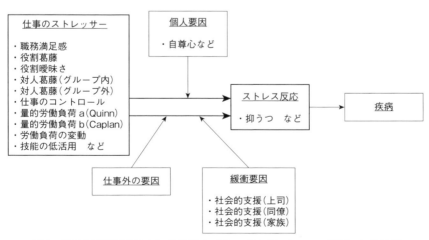

図8　NIOSH職業性ストレスモデル（Hurrell & Mc Laney, 1988）と15尺度

度（109項目）を実施。

〈15尺度名〉

「役割葛藤」「役割曖昧さ」「対人葛藤（グループ内）」「対人葛藤（グループ外）」「仕事のコントロール」「量的労働負荷 a（Quinn）」「量的労働負荷 b（Caplan）」「労働負荷の変動」「技能の低活用」「自尊心」「社会的支援（上司）」「社会的支援（同僚）」「社会的支援（家族・友人）」「職務満足感」「抑うつ（CES-D）」

なお，本来の日本語版 NIOSH 職業性ストレス調査票は，現在のストレスについて尋ねるものであるが，本研究は休職中の労働者が対象であるため，日本語版の作成者に了解を得て，休職前の職場ストレスを想起し回答してもらう形式をとった。

2) データ解析方法

初回群と複数回群の NIOSH の各尺度得点の比較には対応のない t 検定を実施した。検定には，SPSS 17.0 を使用，有意水準は両側検定で 5 ％とした。

3 結果

初回群と複数回群の両群において t 検定を行った結果，複数回群は初回群より，休職前の職場ストレスに関し，5 ％水準で有意に「グループ内対人葛藤」が強く（$t(55.91)=2.04$, $p=0.04$），「量的労働負荷 b（Caplan）」が低い（$t(43.84)=2.12$, $p=0.04$）と想起していた（表14）。その他の尺度，「抑うつ（CES-D）」，「役割葛藤」，「役割曖昧さ」，「グループ外対人葛藤」，「仕事のコントロール」，「量的労働負荷 a（Quinn）」，「労働負荷の変動」，「技能の低活用」，「自尊心」，「社会的支援（上司）」，「社会的支援（同僚）」，「社会的支援（家族・友人）」，「職務満足感」については，両群間で有意差はみられなかった。

また統計的に有意でなかったものの平均値の差をみると，初回群は複数回群より「抑うつ（CES-D）」において4.2点（95％信頼区間 −0.79〜9.13）高く，

「グループ外対人葛藤」において3.1点（95%信頼区間 −6.49〜0.42）低かった。
（表13）（表14）

4 考察

　複数回休職者が想起する，現休職前の抑うつ症状及び職場ストレス要因に着目し，初回休職者の現休職前の抑うつ症状及び職場ストレス要因と異なるかを検討した。その結果，CES-D のカットオフは16点であることから，初回休職者（CES-D 平均42点），複数回休職者（CES-D 平均37.8点）共に，現休

表13　NIOSH 職業性ストレス尺度項目の2群比較

	初回群 N=27		複数回群 N=30		t	p
	平均値	SD	平均値	SD		
CES-D（*1）	42	10.8	37.8	7.3	1.69	0.09
職務満足感	7.9	1.8	7.7	1.7	0.47	0.64
仕事（*2）	60.6	14.5	59.1	15.6	0.38	0.70
役割葛藤	34.6	11.1	35.7	10.2	−0.42	0.68
役割曖昧さ	26.1	7.9	23.4	7.5	1.33	0.19
対人葛藤（*3）	43.3	11.9	50	14.3	−1.92	0.06
**　グループ内対人葛藤**	21.6	6.1	25.2	7.2	−2.04	0.04*
**　グループ外対人葛藤**	21.6	5.9	24.7	7.2	−1.76	0.08
仕事のコントロール	39.9	12.9	37.9	12.8	0.6	0.55
社会的支援（*4）	34.5	7	34.3	7.6	0.09	0.93
社会的支援（上司）	12.4	2.5	12.4	3.6	−0.08	0.94
社会的支援（同僚）	11.7	3.6	12.4	3.4	−0.79	0.44
社会的支援（家族・友人）	10.4	3.6	9.4	3.2	1.11	0.27
労働負荷の変動	10.6	3.1	11.3	3.3	−0.79	0.44
技能の低活用	10.3	3.4	10.9	3.2	−0.7	0.49
量的労働負荷（*5）	32.1	9.5	29.2	7.8	1.23	0.22
量的労働負荷 a（Quinn）	14.6	4.4	15.7	4.2	−0.96	0.34
**　量的労働負荷 b（Caplan）**	17.4	8.3	13.4	5.5	2.12	0.04*
自尊心	26.8	7.6	25.1	7.6	0.84	0.41

* $p<0.05$
*1 CES-D カットオフ15/16点，*2 役割葛藤+役割曖昧さ，*3 グループ内対人葛藤+グループ外対人葛藤，*4 社会的支援（上司+同僚+家族・友人），*5 量的労働負荷 a（Quinn）+量的労働負荷 b（Caplan）

表14　NIOSH 職業性ストレス尺度項目（一部）

・対人葛藤（グループ内対人葛藤）
　「私のグループは調和がとれている。」
　「私のグループでは誰が何をするべきかでよく口論になる。」
　「私のグループのメンバーの間で意見の違いがある。」
　「私のグループのメンバーの間には，仲間意識がある。」

・量的労働負荷 b（Caplan）
　「あなたはどのくらいの量の仕事をすることを期待されていますか？」
　「仕事をする時間的余裕はどのくらいありますか？」
　「いくつくらいの仕事（プロジェクト，割当，作業）を抱えていますか？」

職前に抑うつ症状が存在していたと想起していたといえる。さらに，統計学的に有意ではなかったが，平均値の差から，複数回休職者は，初回休職者よりも，休職前の抑うつ症状が若干軽度であったと想起していた。複数回休職者は，過去のうつ病による休職経験から，2回目以降の休職前には自らのうつの徴候を早期に自覚して積極的に対処するために休職を選択するケースや，再発を危惧してうつの症状に敏感になったり，ストレス耐性が低下するなどの消極的な理由で休職を選択するケースもある。同時に，職場や家族なども，過去に休職者のサポートを経験していることで効率的な対応が行えた可能性もある。このように，当事者及び主治医を含む周囲が，症状悪化を防ぐ二次予防の対策を早い段階で講じたことが，初回休職者との抑うつ症状の重さの差異として示されたのかも知れない。当事者や周囲を対象とした，疾病やストレス対処についての心理教育が，再休職を防ぐためにも，また症状に早期に気付き適切な時期に再休職を選択することを可能にするためにも重要である。

　職場ストレス要因毎の比較においては，複数回休職者は初回休職者と比較して，「非常に速く働かなければならない」「非常にたくさんの仕事をしなければならない」といった量的労働負荷が有意に低かったと想起していた。この結果は，厚生労働省の『心の健康問題により休業した労働者の職場復帰支

援の手引き』（2004）に，「心の健康問題は再燃・再発することも少なくないため，フォローアップ期間を終えた後も，再発の予防のため，就業上の配慮についての慎重な対応（職場や仕事の変更等）や，メンタルヘルス対策の重要性が高いことに留意すべきである。」と記載されているとおり，一度体調を崩した労働者に対し，労働負荷の重い業務の割り当てを避ける職場側の慎重な対応とも関連していると推察される。

　さらに，複数回休職者は初回休職者に比べ，「私のグループのメンバーの間では意見の違いがある。」といったグループ内の対人葛藤ストレスを強く感じていたと想起していた。また統計学的に有意ではなかったが，平均値の差から，「私のグループと他のグループは互いの助け合いがない。」といったグループ外の対人葛藤ストレスも，複数回休職者の方が，若干強く感じていたと想起していた。臨床場面においては，「休職により職場の上司や同僚に迷惑をかけているのではないか」「復職後に職場の皆は受け入れてくれるだろうか」等のうつ病休職者の語りを聞くことがある。これらの罪責感や不安感を抱えながら復職した場合には，さらに対人葛藤が強くなり，復職者は再び深刻な職場ストレスに曝されることになると推察される。

　研究1で初回・複数回休職者間で，現休職前の職場・仕事における主観的ストレスの強さに差が認められず，さらに，職場ストレス要因15要因中13要因でも差が認められなかった。一方で，2要因，つまり「仕事の量的労働負荷」「グループ内外の対人葛藤」に差異が確認された。このことより，再休職を予防するためには，休職回数に関係なく介入すること，さらに休職前のストレスの質や要因に着目した介入が重要であることが示唆されたといえよう。

　職場復帰支援の指標である社会参加意欲や社会行動などの社会機能は，うつ症状の改善の後に回復することが指摘されている。職場の直接的なストレスから隔離されている休職中に評価された社会機能とは，日常生活を送る基本的な能力であり，職場復帰に直結する内容は含まない（田上，2011）とい

われている。したがって，復職後の再適応を促し，再休職を予防するためには，発症時の労働負荷や適性の振り返りに加え，休職前の対人関係の問題を整理し，復職後の対応について検討できるようサポートすることが重要であると考える。

第4節　抑うつ症状・非機能的態度・社会問題解決力・自尊感情の初回休職者と複数回休職者の比較（研究3）

1　目的

本論文の各研究の結果が，初回または複数回休職による，抑うつ症状，非機能的態度，問題解決能力，自尊感情の差に影響を受けていないかを把握するために，複数回休職者と初回休職者の調査時の状態の差を検討した。

2　方法

(1)　対象者

　1）　対象者の選択

研究機関倫理審査会の承認後，医療機関への研究協力依頼と共に，ホームページにて協力の呼びかけを行った（資料1）。問合せがあった者に調査説明を行った後，基準に合致する対象者57名全員より同意が得られたため，研究対象者とした（資料2）。

　2）　対象者の基準

適応基準は，年齢18歳～55歳，「気分障害」の診断を有していると自己申告があり，通院中で主治医から調査協力が認められ，職場復帰を目指している者。さらに，退職者，希死念慮が顕著な者，器質因や認知機能障害を認める者，物質関連障害や摂食障害を認める者，重度の身体合併症があり継続参加が困難な者は対象から外した（資料3）。

3） 対象者の概要

　対象者57名のうち，初回群27名・複数回群30名であった。各群の臨床関連データは以下のとおりであった。診断については，大うつ病性障害は初回群18名，複数回群22名，双極性障害は初回群0名，複数回群2名，その他は初回群9名，複数回群6名であった。罹患期間の平均は，初回群31.2か月，複数回群55.7か月，再発数の平均は，初回群1.1回，複数回群2.1回であった。年齢は，初回群平均38.5歳，複数回群平均38.8歳であった。性別は，男性は初回群17名，複数回群24名，女性は初回群10名，複数回群6名であった。休職関連データは以下のとおりであった。勤務年数の平均は，初回群10.1年，複数回群14.3年，休職前の残業時間の1か月平均は，初回群44.7時間，複数回群40.9時間，休職期間は，初回群14.1か月，複数回群11.8か月，休職回数の平均は，初回群1.0回，複数回群2.6回であった（表11）。

　なお，対象者は研究1と同様である。

(2)　調査期間

　2007年9月から2008年3月

(3)　研究方法

1）　データ収集方法

　以下の尺度により，対象者の調査時の状態を把握した。尺度の選択は，本研究と同様にうつ病休職者を対象とした研究において田島ら（2010b）が使用したものを参考にした。

・ベック抑うつ評価尺度（Beck Depression Inventory: BDI-Ⅱ）
　Beck et al.（1987）が開発した自記式の抑うつ尺度の日本語版（Kojima et al., 2002）。

・非機能的態度尺度（Dysfunctional Attitude Scale 24 Japan version: DAS24-J）

Power et al.（1994）が開発した DAS24 の日本語版（Tajima et al., 2007）であり，非機能的態度を測定する。Achievement, Self control, Dependency の 3 因子から成る。

・改訂版社会問題解決尺度（Social Problem-solving Inventory-Revised: SPSI-R）

D'Zurilla & Goldfried らの社会的問題解決に基づいて作成された社会的問題解決能力を測定する尺度（D'Zurilla, 1990; D'Zurilla, Nezu, & Maydeu-Olivares, 2002）の日本語版（松尾・坂野，2002；佐藤・高橋・松尾，2006）。

・Rosenberg 自尊感情尺度（Rosenberg Self-esteem scale: SE）

Rosenberg（1965）が開発した Self-Esteem Scale の日本語版（Kojima et al., 2002）。自己の能力や価値に関する感情や感覚を測定する。

2) データ解析方法

初回群と複数回群の各生活場面におけるストレスの強さの比較には二要因分散分析を実施した。

さらに，初回群と複数回群の NIOSH の各尺度得点及び，NIOSH 以外の尺度得点の比較には対応のない t 検定を実施した。

検定には，SPSS 17.0 を使用，有意水準は両側検定で 5 % とした。

3 結果

t 検定の結果，すべての尺度，BDI-Ⅱ，DAS24-J，SPSI-R，SE に有意差はみとめられなかった（表15）。

4 考察

初回休職または複数回休職による状態像の差が，各研究に影響を与えないかを検討するために，各尺度を用いて検討した結果，調査時点における複数回休職者と初回休職者の抑うつ状態，非機能的態度，社会問題解決力，自尊感情には差がなかった。

したがって，休職が初回か複数回かにより状態像が異なることが，各研究

表15 BDI-Ⅱ, DAS-24J, SPSI-R, SE 尺度の2群比較

	初回群 N = 27		複数回群 N = 30		t	p
	平均値	SD	平均値	SD		
BDI-Ⅱ	19.3	8.4	22.1	9.7	−1.15	0.25
DAS-24J	96.8	20.3	96.8	29.1	0.00	0.99
SPSI-R	10.5	1.9	10.6	2.0	−0.16	0.87
SE	26.9	5.5	25.8	6.9	0.63	0.53

の結果に影響を与えた可能性は少ないと考えられる。さらに，各尺度得点は，初回または複数回に限らず同程度であった結果は，初回休職時から改善されていないか，あるいは休職に至る度に発生している可能性が考えられ，介入が必要であることが示唆された。

第5節 限界と意義

　研究1，2，3の限界は，休職前のストレスを主観的に想起するレトロスペクティブ研究であり，休職期間や病状により事実が多少歪められている可能性がある点である。

　しかし，プロスペクティブに研究を行う場合，将来休職する可能性のある対象者を予測したり，休職の時期を予測することが非常に困難であり，時間や労力などのコスト面を勘案すると課題が多い。

　また，復職後のストレス対処行動につなげるために，休職開始後の急性期を脱した時点において，発症時の状況を振り返り，整理することが重要である点については第1節においても述べたとおりである。

　したがって，復職後の再休職予防を目的に休職中のうつ病労働者を支援する場合は，前述したような限界を含みながらも，再休職につながる可能性のあるストレス要因の検討をレトロスペクティブに調査した本研究は意義があ

ったと考える。
　なお，秋山ら（2008b）は，患者が自分側の要因についても認識し，適応力を改善できるようアドバイスすることが大切である，と述べている。したがって今後は，今回の質問紙による量的調査の結果を踏まえ，休職前の職場ストレスと，ストレスに対する休職者側の当時の認知（受け止め方・捉え方）及び行動（対処の仕方）との相互作用について質的調査を行い，探索的に検討することが課題である。

第3章 うつ病休職者の職場ストレス処理に関わる認知及び行動のプロセス（質的研究）

　第2章，量的研究〔Ⅰ〕の研究1において，職場でのストレスが有意に高いという結果が得られたことから，本論文において，職場ストレスを対象に検討を進めることへの意義が確認された．さらに，研究2のNIOSH職業性ストレス尺度を用いた比較においては，複数回休職者は初回休職者よりも，量的労働負荷は低く，グループ内対人葛藤が強かったと想起していた結果及び，統計学的に有意ではなかったが，平均値の差においては，複数回休職者は初回休職者よりも，グループ外対人葛藤が強く，抑うつ症状は弱かったと想起していたなど，二つの群に違いも生じていた．ただし，NIOSH職業性ストレスモデルにおいて仕事のストレッサーと個人要因や緩衝要因がどのように関連しているかの詳細を把握することは尺度の性質上困難である．さらに，認知行動モデルについては，職場ストレスに限定するような領域に密着した抽象度の低いモデルに関する報告は現在のところされていない．

　したがって，第3章ではリサーチクエスチョンに沿って，うつ病の企業従業員が抱える職場のストレス状況，及びそのストレス状況に対する認知，行動のスタイルと，それらのつながりを質的にアプローチすることで明らかにする．データは半構造化面接にて収集した．1回目の半構造化面接は，「復職CBGT」介入前に実施した．その際，「休職前のストレス状況とそのストレス状況に対する休職前の当時の認知及び行動」を想起するよう依頼してインタビューし，続けて，「同様のストレス状況に対する休職中現在の認知及び行動」についてインタビューを実施した．さらに，プログラム介入後に2回目の半構造化面接を実施し，「同様のストレス状況に対する復職CBGT参加後現在の認知及び行動」についてインタビューを実施した（図9）．対象

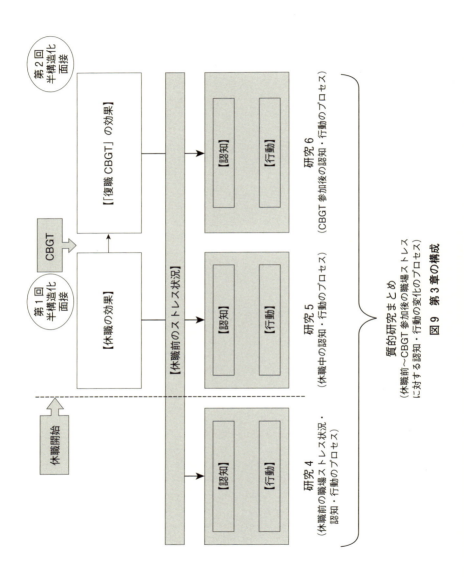

図9 第3章の構成

者はうつ病で休職中の労働者であり，1回目，2回目共に同様の対象者からデータを収集した。研究方法の詳細は各研究の方法で述べる。

第1節 「職場復帰のための集団認知行動療法」参加時の認知変容のカテゴリー化の試み（予備研究）[3]

1 問題

厚生労働省（2006）の自殺死亡率及びうつ病有病率に関する発表によると，わが国の自殺死亡率は世界第10位であり，自殺者は平成10年以降，17年まで，年間3万人を超えている。うつ病は，'心のかぜ'とも言われ，昨今，身近な疾患としての認識が高まっているが，放置しておくと，場合によっては自殺に至る深刻な病である。生涯うつ病有病率は，7.5％であり，約15人に1人はうつ病に罹患し，自殺の7割近くがうつ病患者であるとの調査結果も報告されている。また，近年の職場環境の変化に伴い，労働者のストレスが増大している。島（2004）は，精神障害発症に関与した職場要因として，業務負荷，職場の対人関係，異動，昇進などを挙げている。このような状況下において，うつ病により病休・休職に至る労働者の増加が問題となっているが，他方で，同様の状況においても，うつ病に罹患しなかったり，休職にまで至らない労働者も多く存在する。Beck（1979）は，抑うつ的な人たちに特徴的な認知スタイル（「全か無か思考」「選択的注目」「個人化」「すべき思考」など）があるとしており[4]，うつ病休職者にも同様に，このような認知スタイルが認められると考えられる。岡田（2006）により女性うつ病患者の認知の特徴については報告されているが，うつ病休職者が，職場ストレスを具体的にどのように認知しているか，また，米国精神医学会の治療ガイドラインで軽中度

---

[3] 中村（2012）を一部改変した。

のうつ病の第一選択治療のひとつとされている認知行動療法による介入後に，どのような認知の変容が見られるかについての質的記述は報告されていない。そこで，本調査では予備的に，うつ病休職者の職場のストレス要因に対する認知を把握すること，「職場復帰のための集団認知行動療法」参加中にみられる認知の変容を把握することを目的に，うつ病休職者の語りを質的アプローチにより分析する。なお，本節は本論文の質的研究の予備的調査と位置づけ，結果は質的分析の資料とする。

2　目的

以下について明らかにする。
(1)　うつ病休職者の職場ストレスに対する認知の把握
(2)　「職場復帰のための集団認知行動療法」参加中にみられる認知の変容の把握

3　方法

(1)　**研究期間・フィールド**

2006年10月から2007年7月。研究フィールドはNTT東日本関東病院精神神経科。

(2)　**対象者**

DSM-IVにより，大うつ病性障害（MD）の診断基準を満たし，且つ，病気休暇または休職中であり，「職場復帰のための集団認知行動療法」に参加

---

[4] 認知モデルは認知療法の対象となる病態に応じて，たとえば，うつ病にはうつ病の認知モデルが，パニック障害にはパニック発作の認知モデルが提唱されている。この場合，認知モデルはそれぞれの病態を説明するための仮説（explanatory model）として提示されていることを理解しておく必要がある。病因に関する理論（causal or etiological model）ではなく，つまり，認知モデルは「認知の障害がうつ病（あるいはパニック障害）を引き起こす」と主張するわけではない（日本認知療法学会, 2008）。

表16　対象者の属性

Pt.	年齢	性別	休職回数	休職期間（か月）	BDI-II（介入前）	診断
A	28	男	2	3	26	MD
B	48	男	1	36	38	MD

MD：大うつ病性障害

した2名。対象者の属性は表16の通りである。

(3) データ収集方法

「職場復帰のための集団認知行動療法」のプレセッション時、患者に文書で調査について説明を行い、同意を得た。全セッションを通し、セッション中の講義、ワークの様子をICレコーダーを用いて録音すると共に、セッション中に患者が記入したワークシートをコピーした。

＊本プログラムは研究5以降の「復職CBGT」の旧バージョンである。

　プログラム担当者：総合病院精神神経科医師1名、臨床心理士2名。各セッション2名。

　プログラム構成：

〈プレセッション〉　プログラムの説明、考え方のクセを知るテスト
〈セッション　1〉　認知行動療法とはなにか、うつの思考10パターン
〈セッション　2〉　気分に注目しよう、状況、気分、思考のつながり
〈セッション　3〉　バランスの良い考え方をしよう、自動思考記録表の書き方
〈セッション　4〉　自動思考記録表をつけてみよう
〈セッション　5〉　問題解決能力を高めよう、アクションプランを立てよう
〈セッション　6〉　自分を伝え、相手の気持ちを知る、ロールプレイング

実施日時：毎週火曜日、各セッション約90分
参加者定員：10名

⑷ データ分析方法

セッション中の発言内容をすべて逐語録におこした。次に、それらの内容の中から対象者の発言中の認知に関する発言を取り出し、KJ法（川喜田, 1970）に準じて類似するもの同士を集めてグループを作成しカテゴリー化した。さらにそれらを互いの関連性を比較検討しながら統合し、中心となるカテゴリーを導き出した（岩壁, 2010）。分析過程においては質的研究の経験者をはじめ、集団認知行動療法を担当する認知行動療法の専門家2人と協議を重ねた。

⑸ 研究における倫理的配慮

研究実施施設であるNTT東日本関東病院において倫理審査受理後、「復職CBGT」参加者に対して口頭及び書面で調査内容を説明し、書面で同意を得た。同意の得られた参加者のみを調査対象者とした。また、以下の点についても説明をし同意を得た。参加に同意した場合でもいつでも同意を撤回し参加の中断ができる。参加者のプライバシーが外部に漏れることはない。本調査ID、調査票、ICレコーダー保存された音声データ、ワークシート等のデータは、研究終了時まで調査対象機関において厳重に保管し、調査終了後にすみやかに焼却・抹消すること。データベース及び調査票へのアクセスは共同研究者のみに制限すること。結果の広報は、個人を同定できない統計解析結果の形で行うこと。

4　結果

CBGTセッション中の発言内容の中の対象者の総発言数は232であった。その中で認知に関する発言数は167であった。以下に本研究の目的、(1)うつ病休職者の職場ストレスに対する認知及び、(2)「職場復帰のための集団認知行動療法」参加中に見られる認知の変容、について得られた分析結果を示す。

用語の定義：

「発言」参加者のプログラム中の発言（一部ワークシートの記述内容）
〔サブカテゴリー〕複数の発言の共通部分を示す
【カテゴリー】複数のカテゴリーの抽象度を上げたものを示す

結果(1) うつ病休職者の職場ストレスに対する認知
　プログラム中の，職場を中心としたストレスに対する認知の語りから，三つのカテゴリーが生成された。
　一つ目は，サブカテゴリー〔自己に対する限定的情報への注目〕〔周囲に対する限定的情報と自己を比較〕〔見捨てられ思考〕の抽象度を上げた【限定的な外部情報と比較する否定的自己認知】である。各サブカテゴリーの具体的な発言として，「職場のプレゼンテーションで提案が上手く伝わらなかった。」「上司とのコミュニケーションが他の人より上手くいっていない。」「上司から電話がない。見捨てられたか。」などがあり，全体的に，優れていると認識した他者と自分との格差が開いているという発言あるいは，他に，劣っていると認識した他者と自分との格差が小さいとする発言が見られた。
　二つ目は，サブカテゴリー〔懸命な行動〕〔完璧以外は評価されないと自己を認知〕からのカテゴリー【完璧のみを求める自己認知】である。各サブカテゴリーの具体的発言として，「無我夢中で仕事をしていた。」「100％出来ていなければ，評価されない。」などが見られた。
　三つ目は，サブカテゴリー〔他者による評価を，否定的に拡大して認識〕〔自信の喪失・評価への恐れ〕から生成されたカテゴリー【他者評価を恐れる自己認知】である。各サブカテゴリーの具体的発言として，「プレゼン後，上司に'（具体的に）こうしたらいいんじゃないか。'と言われた。簡単に言うと'良くない。'と言う事。自分には能力がない。」などが見られた。
　以上，うつ病休職者のストレスに対する認知として，【限定的な外部情報と比較する否定的自己認知】【完璧のみを求める自己認知】【他者評価を恐れる自己認知】の三つのカテゴリーが生成された。

結果(2) 「職場復帰のための集団認知行動療法」参加中にみられる認知の変容

プログラム中の,「職場復帰のための集団認知行動療法」参加中にみられる認知の変容に関する語りから, 二つのカテゴリーが生成された。

一つ目は, サブカテゴリー〔幅広い外部情報への注目〕〔将来に対する肯定的認知〕から生成されたカテゴリー【幅広い視野からの自己認知】である。各サブカテゴリーの具体的発言として,「自分は会社勤めをしているから, 長期休職でも給料がもらえる。」「私は, 非合理的な考えによって動いていた。」「次のチャンスはまだある。」が見られており,「自分は会社勤めを辞めたら何の価値もない」といった初期の発言からの変容が見られた。

二つ目は, サブカテゴリー〔他人の意見は参考にできる〕〔低い評価は問題解決のヒントになる〕から, カテゴリー【問題解決志向の自己認知】を生成した。各サブカテゴリーの具体的発言として,「職場のプレゼンでは, 他人の意見に耳を傾けて内容を膨らませることができたのではないか。」「評価されなかったことによって, 自分はどうすべきかを思い直してみる。」などが見られた。

以上, うつ病休職者のストレスに対する変容後の認知として, 【幅広い視野からの自己認知】【問題解決志向の自己認知】の二つのカテゴリーが生成され, 介入により, 幅広い視野に立ち問題解決に向かおうとする認知への変容が見られた。

5 考察

以上,「職場復帰のための集団認知行動療法」参加時の発言内容の質的分析結果から, プログラム参加中に職場ストレスに関する認知の変容が生じていることが明らかになった。したがって, うつ病休職者を対象に,「復職CBGT」プログラムの介入により, 休職前の職場ストレス対処の様相がどのように変容したかをより詳細に捉えることは可能であると考える。今回の研

究はあくまでも予備研究であり，対象者数が少ないため理論的飽和には至っていない。

第2節　休職前の職場ストレス処理過程〈埋没的労働スタイル〉の維持から崩壊までの様相（研究4）[5]

1　問題と目的

　うつ病は幅広い年齢層で発症し，患者に身体・心理・社会的苦痛を与えるが，なかでも働き盛りの年代の発症や休職は，本人やその家族，所属する組織に大きな経済的損失ももたらすため深刻である。

　米国国立労働安全衛生研究所（NIOSH）の「職業性ストレスモデル」（Hurrell & McLaney, 1988）では，疾病に影響を及ぼす要因として，仕事量や人間関係，役割葛藤などの仕事に関連するストレス要因，年齢や性格などの個人要因，仕事外の要因，上司の支援などの緩衝要因を挙げており，原谷（1998）は，多様な要因が疾病やストレス反応に影響することを示していると述べている。「精神障害に関する事案の労災補償状況」（厚生労働省，2013）の支給決定件数は，時間外労働時間数別においては，月平均80時間以上が475人中214人に上り，出来事別においては，「上司とのトラブルがあった」，「セクシュアルハラスメントを受けた」，「嫌がらせ，いじめ，又は暴行を受けた」が増加しており，時間外労働や職場の人間関係などの問題が精神障害に影響を与えていることが認められている。すなわち，これらは労働環境の問題が精神障害と密接に関連していることを表している。

　中村ら（2013）の研究においては，うつ病の初回休職者と再休職者に，NIOSH職業性ストレス調査票を用いて直近の休職前のストレス要因を想起

5）中村（2015）より構成されている。

してもらった結果，再休職者の職場での対人葛藤ストレスは，初回休職者に比して有意に強かった。したがって，再発や再休職の予防には，仕事の量や質の配慮に加え，人間関係の問題についても，労働環境及び本人に対する相補的できめの細かいストレス対策が必要であることが示唆された。

　うつ病休職者に対して，筆者は医療機関においてストレス対策を始めとする心理的支援を行っているが，医療機関は，「労働者の心の健康の保持増進のための指針」（厚生労働省，2006）（以下，指針）が推進するメンタルヘルスケアの一翼を担っており，休職者本人への効果的な支援が求められている。

　現職への復帰が原則とされている中（田中，2005），臨床場面では，元の職場にストレス要因があることで復職を躊躇するケースに接することがある。Noordik et al. (2011) は，不安やうつの患者の完全な復職を阻害する要因として，症状による作業能力低下の他に，作業能力の範囲内に止められない認知，行動の問題があると分析している。

　大野（2010）は，認知，行動とストレス状況の関係について，「私たちは，自分が置かれている状況を，主観的に半ば自動的に判断（解釈）し続けているが，強いストレス状況下では，通常適応的になされていた判断が歪められ，その結果，抑うつ感や不安感が強まり，非適応的な行動が引き起こされ，さらに認知の歪みが強くなる悪循環を生じる」といった旨のことを述べている。ストレス状況における認知は客観的に観察可能ではないことから，それに続く非適応的な行動が周囲から理解されず，人間関係の問題に発展する可能性もあると考えられる。認知行動面からアプローチを行うCBTは構造化された短期療法であり，患者と援助者が協働して治療を展開する点に特徴がある。介入の際には，うつ病患者に一般的に見られる「完全主義」「選択的注目」「恣意的推論」などの認知パターンを参照しつつ，悪循環のプロセスを起こしている問題点を認知行動的観点からアセスメントする。

　先の厚生労働省の指針においては，「心の健康問題の発生過程には個人差が大きく，そのプロセスの把握が難しい」と述べていることから，うつ病休

職者の再発予防を目的に CBT による介入をする際，職場ストレスに焦点化した認知，行動のパターンやプロセスが理解できると，具体的な支援に役立つと考える。国内外の報告をみても，現在までこれらの点に着目し，当事者の視点から分析を試みた研究はない。

そこで本研究においては，うつ病休職中で職場復帰を目指している企業従業員を対象に，半構造化面接を行い，休職前に体験していた職場におけるストレス処理のプロセス及び，そのプロセス内において発生しているストレス状況，認知，行動のスタイルを明らかにすることを目的とした。

2　方法

(1)　対象者

1)　対象者の選択

NTT 東日本関東病院倫理審査会の承認を受けた後，都内総合病院・クリニック（417箇所）へ研究協力依頼書を送付すると共に，研究機関であるNTT 東日本関東病院精神神経科のホームページにて研究協力の呼びかけを行った（資料1）。研究協力の問合せがあった者に対して説明会にて，倫理的配慮を含む調査説明を書面にて行った後，以下の基準に合致する対象者のうち同意が得られた16名を研究対象者とした（資料2）。

2)　対象者の基準

適応基準は，年齢18〜55歳，「気分障害」の診断を有していると自己申告があり，仕事内容は経営者を除く労働者で，企業組織に在籍し，面接実施時休職中で職場復帰を目指しており，インタビュー調査に応じることが可能な程度まで病状が回復している必要があるため，入院中ではなく，通院中の者とした。退職者，希死念慮が顕著な者，器質因や認知機能障害を認める者，物質関連障害や摂食障害を認める者，重度の身体合併症があり継続参加が困難な者は対象から外した。診断名は，調査協力直前にフェースシートへの記入を対象者に尋ねて確認を行った（資料3）。

3) 対象者の概要

対象となる患者（以下，Pt）の年齢は32～54歳，性別は男性13名，女性3名。臨床に関するデータは，再発回数1回または2回，アンケート調査時BDI-II（Beck Depression Inventory II）9～42点であった。就労・休職に関するデータは，仕事内容は管理職2名，事務職6名，専門職7名，技術職1名，勤務年数は3.5～35年，休職前の残業時間は0～100時間，休職期間3～26か月，休職回数は1～6回であった（表17）。

表17　対象者の概要

NO	年齢	性別	再発回数	勤続年数	仕事内容	休務形態	休職回数	休職期間（か月）	月間残業時間	面接時BDI
1	51	男	1	33	管理職	休職	4	11	90	15
2	40	男	2	18	事務職	病休	2	9	60	10
3	33	男	2	10	事務職	休職	2	5	25	12
4	30	男	1	3.5	専門職	休職	2	3	2	42
5	47	男	2	11	事務職	病休	2	6	35	34
6	40	男	2	10	専門職	休職	2	2	40	9
7	32	男	1	4	専門職	休職	2	11	100	26
8	47	男	1	21	技術職	病休	1	16	50	27
9	54	男	1	35	専門職	休職	2	26	16	22
10	39	男	1	14	専門職	休職	6	4	0	21
11	40	女	1	21	事務職	休職	1	16	100	20
12	48	男	1	7	専門職	休職	1	6	40	20
13	34	女	2	8	事務職	休職	2	12	0	19
14	41	男	2	16	専門職	休職	2	25	80	20
15	38	男	1	13	管理職	休職	2	8	100	9
16	43	女	1	8	事務職	休職	3	4	0	13

(2) データ収集方法

2007年9月から2008年3月にかけて，1）アンケート調査でベース・データを収集し（資料4），2007年11月から2009年4月にかけて，2）インタビュー調査で追加データをサンプリングした（資料5・6）。

インタビューは，筆者の所属する病院の外来診察室にて，対象者1名に対し臨床心理士1名が1時間程度行った。なお，1），2）共に職場以外のストレス（家族，その他）についても尋ねたが本研究では分析対象から外した。

1) アンケート調査

自由記述式の『休職前のストレスについての質問紙』を実施した（資料4）。
〔質問内容〕今回の休職直前の職場・仕事でのストレス状況と，それと共に生じていた当時の気分や考え，また，それに対してとっていた行動について，なるべく具体的に記述してください。ストレス状況が複数ある場合は，最もストレスを強く感じた状況から順番に三つの状況まで記入してください。

2) インタビュー調査

アンケート調査の質問内容をインタビューガイドとして用いた半構造化面接にて，臨床心理士が1）の対象者に対してアンケートの記載内容を掘り下げて調査した（資料5・6）。アンケートに記入された曖昧な表現については，明確，且つ具体的なデータが得られるよう，個別の質問項目を作成し追加した。ICレコーダーに録音した内容は逐語録を作成し分析データとした。

(3) 分析方法

質的研究法である修正版グラウンデッド・セオリー・アプローチ（以下，M-GTA）を用いた。M-GTAは領域密着型の研究に適しており，他のGTAと異なりデータの切片化を行わず，分析テーマと分析焦点者という独自の視点からデータの文脈の理解を重視し概念生成を行う（木下，2003）。本研究においては，企業組織に在籍し職場復帰を目指しているうつ病休職中の従業員という分析焦点者の視点から，職場ストレスに対する認知，行動の全体的な

プロセスを，文脈を重視しながら把握し，結果を休職中の患者への支援に役立てることを目指すため，M-GTAを採用した。

(4) 分析手続き

M-GTAの手順（木下，2003）に従い次のとおり分析を進めた。①分析テーマと分析焦点者に照らして，データの関連個所に着目し，それを一つの具体例とし，かつ，ほかの類似具体例をも説明できると考えられる説明概念を生成した。②概念を創る際に分析ワークシートを作成し，概念名，定義，最初の具体例などを記入した。③データ分析を進める中で，新たな概念を生成し，分析ワークシートは個々の概念ごとに作成した。④同時並行で，他の具体例をデータから探し，ワークシートの具体例の欄に追加記入していった。具体例が豊富にでてこなければ，その概念は有効でないと判断した。⑤生成した概念の完成度は類似例の確認だけでなく，対極例についての比較の観点からデータをみていくことにより，解釈が恣意的に偏らないよう配慮した。その結果をワークシートの理論的メモ欄に記入していった。⑥次に，生成した概念と他の概念との関係を個々の概念ごとに検討し，関係図にしていった。⑦複数の概念の関係からなるカテゴリーを生成し，カテゴリー相互の関係から分析結果をまとめ，その概要をストーリーラインにし，さらに結果図を作成した。

以下に実際の作成プロセスを示す。データ中の職場ストレスに対する認知及び行動のプロセスに該当する具体例に着目した。認知に関する一つの概念，『SOSができない理由さがし』の生成過程においては，具体性に富んだPt1のデータから，「冗談くらいは職場の，同じ部署の人間とは話をしていましたけれども，ただ，自分からそう管理職というか見てる立場が愚痴ったら。だから，皆の愚痴は聞きますけれど。」を一つの具体例としてワークシートを作成した。意味を解釈し，その内容を簡潔にして「それなりの理由があって援助要請ができないという考え」と定義欄に記入した。さらに，定義を凝縮

して『SOS ができない理由さがし』と概念名を作成した。理論的サンプリングにより，類似の具体例である「うん，やっぱりちょっと休みなのに電話していいのかなとか。」(Pt6)，「なんかやったことないことが多いと，本にも書いてないし，人に聞くっていっても断片的にしか聞けないし」(Pt13)を分析ワークシートに追加した。対極例として「SOS をする理由がある」などの具体例があるかをチェックしたが，データ中にはなかった。理論的メモ欄には「SOS ができない理由があると考える背景は，立場，過度な配慮，不信感，職場の文化などさまざまである」「この概念は，『コミュニケーションは苦手』（概念9）と関連しているか？」などと記入し，これらの観点から解釈に検討を加えた。最終的に 7 つの具体例が抽出され，『SOS ができない理由さがし』は概念レベルの理論的飽和化に達したと判断した。その他の各概念についても，同様の手続きにより理論的飽和化を確認した。

分析過程においては理論ノートを作成し，分析焦点者とは異なる対象との比較，例えば，パフォーマンスが低下しても，家族にとっては唯一の存在である主婦や，学内では交代が不要な学生などと比較して，企業従業員は交代の不安に曝されていると同時に，パフォーマンスの見返りを家族からの感謝や学業成績などで得る主婦や学生と異なり，生活や生命に影響する給料として得る企業従業員は，ストレスフルな状況であっても依存せずに全力を尽くすというスタイルを取りやすいのではないか，などのように，分析全体についての思考経過などを記載し検討を重ねながら概念を生成した。また，意味を解釈しながら，『拒否される予感』『相手は変えられない』を『わかってもらえないに違いない』に統合したり，『評価は努力量に比例するもの』を『評価は努力についてくる』に要約することを繰り返した。同時に，サブカテゴリーや，カテゴリーの関係性を比較し，理論的サンプリングにより16名の分析を終えた時点で31の概念が生成され，新たな概念が見られなかったため，分析結果全体が理論的飽和化に達したと判断した。

(5) 分析者の立場と結果の妥当性の検討

　筆者は企業立総合病院精神科にて10年間，うつ病で休職中の企業従業員に対し，個別及び集団のCBT他による心理的支援を行ってきた。これらの経験は本研究の分析に影響を与えると思われた。実際に概念名の検討を開始した直後は，CBTにおけるうつの思考パターンに当てはめて分類するなど既存の知識に照らしてしまい，グラウンデッド・オンとは異なる概念名を生成していた。そのため，M-GTAの書籍や論文により自己学習をしたり，研究会で発表したり，M-GTAのスーパーバイズ経験の豊富な心理学専門の研究者より分析方法及び手続きについてスーパーバイズを受けたりした。分析結果の妥当性の担保に関しては，精神科にてうつ病患者の治療を行う医師1名及び，CBTの臨床経験の豊富な研究者計2名，復職のためのリハビリプログラムを専門に担当する臨床心理士と作業療法士計2名からの意見を参考にしながら，概念名の検討や概念間及びカテゴリー間のつながりを検討するなどの手続きを行った。

3　結果と考察

　分析の結果から，31の概念，7のサブカテゴリー，5のカテゴリーが得られた。表18の「人数」は各カテゴリー及び概念の該当者数，「%」は全対象者（N=16）に対する出現率を表す。うつ病で休職に至った企業従業員の職場ストレス処理の現象特性として，「複合的ストレス状況を認識しながらも，職務抱え込み思考により孤独に職務にまい進するという埋没的労働スタイルが維持される中で，圧倒的に辛い気分が生じ極度に疲弊していく悪循環のプロセス」がみられた。

　なお，「労働スタイル」という用語は，本論文中においては「ストレス状況に対する認知・行動及び両者の相互作用」と定義する。（図10，【　】カテゴリー，〔　〕サブカテゴリー，『　』概念）

表18　研究4の概念名と定義

(人数：カテゴリー・概念の該当者数，全対象者，％：全対象者中の各カテゴリー・概念の出現率)

No.	概念名	定義	人数	％
	カテゴリー1【複合的ストレス状況】		16	100
1	多重連鎖的発生パターン	ストレス状況が，同時に複数が重なったり，連鎖的に発生するパターン	4	25
	サブカテゴリー〔職場内人間関係のストレス〕			
2	高圧力・低支援の上司	上司の無理解な高負荷・高圧力や，対人問題の調整に対する低支援によるストレス状況	15	94
3	上司以外の人との不協和音	上司以外の人の非協力的，攻撃的，排他的態度で，協働関係が維持されにくいストレス状況	7	44
	サブカテゴリー〔仕事の過重と停滞のストレス〕			
4	仕事の質・量の負担	キャパシティー限界の状態に，さらに量的・質的負荷が加わるというストレス状況	6	38
5	仕事のはかどらなさ	矛盾，曖昧，予想外・予定外，突然の変化などの理由で仕事が捗らないというストレス状況	9	56

No.	概念名	定義	人数	％
	カテゴリー2【職務抱え込み思考】		14	88
	サブカテゴリー〔自分からはつながれない〕			
6	わかってもらえないに違いない	相手は変えられないし，希望を伝えでも拒否されるに違いないから諦めるしかないという考え	6	38
7	SOSができない理由さがし	それなりの理由があって援助要請ができないという考え	7	44
8	「ギブアンドテイク」は辞書になし	自ら働きかけて問題を分担してもらおうという発想が不足している考え	5	31
9	コミュニケーションは苦手	意思表示，プレゼンテーション，リーダー役割，連携といったコミュニケーションはもとから苦手であると決めつける考え	3	19
	サブカテゴリー〔頑張る'しか'ない〕			
10	役害・期待は裏切れない	どんなに厳しい状況でも，課せられている役割や周囲の期待は裏切れないという考え	6	38
11	仕事は'完璧・完遂'が常識	困難な業務でも，ミスなく完璧にこなしたり100％完遂したりするのは当然であるとする考え	4	25

No.	概念名	定義	人数	%
12	評価は努力についてくる	懸命に仕事をすれば必ず評価されるという，努力量と評価の比例関係を確信している考え	3	19
13	無条件のガンバリズム	いかなる理由があっても，ただ無条件に頑張らなくてはならないという考え	6	38

No.	概念名	定義	人数	%
カテゴリー3【孤独な全力疾走】			15	94
サブカテゴリー〔対処方略の固定化〕				
14	コミュニケーション回避	他者への働きかけや対人交流場面を避ける行動	13	81
15	無理を引きずりながらの前進	多大な負担を抱えながらも，ひたすらに職務を遂行する	11	69
16	実態把握の置去り	困難状況の実態を見極めたり，実態に即した解決策を試みない	4	25
17	圧倒的に辛い気分	全てのプロセス内に存在する，憂うつ，不安，苛立ちを中心とする非常にネガティブで辛い気分	8	50

No.	概念名	定義	人数	%
カテゴリー4【頑張りの限界】			14	88
サブカテゴリー〔労働者アイデンティティ維持困難〕				
18	ゴール地点が見えない	ひたすら頑張り続けても，この先ゴールに辿りつくことはできないと感じる状態	3	19
19	役割・期待を裏切る結果になる	課せられた役割や上司の期待を背負い困難な目標を目指したが，達成できずに裏切ることになった状態	2	13
20	'完璧・完遂'が崩壊する	職務負担が重いために限界が生じ，貫いてきた完全・完璧主義を崩さざるを得なくなった状態	2	13
21	頑張りが評価されない	一生懸命頑張っても上司からは評価されず，周囲からは認めてもらえない状態	4	25
22	燃え尽きの実感	限界を超えて頑張り続けた結果，燃え尽きてしまったという状態	5	31
サブカテゴリー〔悲観の内的蔓延〕				
23	自分は無能だ	上手くいかないのは，自分に能力がないからであると信じ込む考え	4	25
24	何も信じられない	何を言っても誠実に対応されることなく，ひどい扱いをされているようで何も信用できなくなる	2	13

No.	概念名	定義	人数	%
25	警報レベルのうつ症状	身体面,精神面,行動面でうつと思われる症状が現れる	12	75
26	疾病受容の抵抗感	自分自身もしくは会社側の疾病受容に対する抵抗感	2	13
27	こじれてからの休職	頑張りの限界を超えうつのサインが生じ,その後遅れて休職すること	4	25

No.	概念名	定義	人数	%
カテゴリー5 【再休職の自己成就予言】			3	19
28	軽度負担に対する職務逆行困難感	職場復帰後に,職務負担が軽度であっても感じる職務遂行困難感	3	19
29	再休職しそう	職場復帰後の職務遂行困難時に発生する「また休職してしまいそう」という予感	3	19
30	不安な気分	職務遂行困難感と再休職の予感により生じる強い不安感	3	19
31	早目の再休職	職場復帰後に,軽度負担で職務遂行困難や再休職予期が生じ,早めに再休職に至ること	3	19

(1) ストーリーライン

 このプロセスにおいては,〔職場内人間関係のストレス〕や〔仕事の過重と停滞のストレス〕などが多重連鎖的に起きる【複合的ストレス状況】という強いストレス状況を認識しながらもなお,〔自分からはつながれない〕〔頑張る'しか'ない〕のように対人援助要請や負担軽減の選択肢を排除し,ストレスの軽減とは矛盾する【職務抱え込み思考】が生じている。このように心理的視野が極端に狭められていることで,〔実態把握の置去り〕のまま〔コミュニケーション回避〕や〔無理を引きずりながらの前進〕のような他者とつながることのない【孤独な全力疾走】という〔対処方略の固定化〕が生じ,ストレス状況に曝される度にこのプロセスが繰り返されていた。さらに,【複合的ストレス状況】【職務抱え込み思考】【孤独な全力疾走】の各カテゴリーや,カテゴリーを構成する各概念が相互作用し悪循環することで,憂うつ,不安,苛立ちなどの『圧倒的に辛い気分』を伴いながら【頑張りの

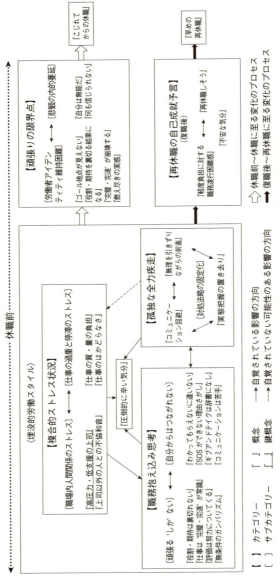

図10 うつ病労働者の休職前の職場ストレスに対する認知／行動のプロセス

限界点】に達すると，〔労働者アイデンティティ維持困難〕や〔悲観の内的蔓延〕により埋没的労働スタイルが崩壊し，休職に至っていた。複数回休職者の一部は，復職後に，再休職の不安や軽度負担による職務困難を感じ，【再休職の自己成就予言】が生じて再休職に至っていた。以下に，前述した現象特性及びストーリーラインを踏まえ，結果と考察を示す。

(2) 孤独に職務に邁進する埋没的労働スタイル維持のプロセス

本結果の，うつ病休職者の労働スタイルは，コミュニケーションから遠ざかり，職務に邁進する埋没的なものであった。埋没的な労働スタイルは，創業者やスポーツ選手，芸術家などが何かを成し遂げる際にも見られる。それらが達成感や幸福感などの気分を伴うのとは異なり，圧倒的に辛い気分を伴い発病や休職にも影響するうつ病休職者のスタイルは問題である。以下にプロセスを示しつつ考察を加える。

1) 【複合的ストレス状況】

対象者が感じるストレス状況とは，『高圧力・低支援の上司』や『上司以外の人との不協和音』などの〔職場内人間関係のストレス〕や，『仕事の質・量の負担』や『仕事のはかどらなさ』などの〔仕事の過重と停滞のストレス〕であった。例えば，職場内人間関係のストレスと，仕事の過重のストレスについてはそれぞれ以下のように語っている。

> 「私のことは全然無視というか，ほかの人のところにはいろいろ，動くんですけど，私のところについてはもう何かもう，全然見向きもしないというか。(Pt3)」
> 「やってもやっても切りがなかったので。例えば「よし」ってこう一つのことをやって終わった。「ふー」となると，「じゃあ空いてる？」みたいなことで，またすぐ，すぐ来るんです。(Pt15)」

4つの概念は重複したり連鎖的に発生するパターンを示しているが，その

中でも特に『高圧力・低支援の上司』は，他3つ全てに影響していたことから，【複合的ストレス状況】における鍵概念といえる。この概念は，「無理解を伴う高負荷や高圧力と対人関係調整への低支援」と定義されている。LaRoccs & Jones（1978）は，「上司の支持があるとストレスが少なくなる」と述べており，上司から支持が得られない状況は強いストレスになることが示唆された。また，上司からの無理解を伴う圧力が，『仕事のはかどらなさ』を一層強いストレス状況にしている。

> 「スケジュールであるとか，そういったものがなかなか思ったふうに行かなかったんですね。（中略）スケジュールが決まらないのに，中身のほうはどうなっているんだ，とか上から言われたりとか。(Pt3)」

鍵概念である『高圧力・低支援の上司』はより抽象度が低いレベルの，'無理解を伴う高負荷や高圧力' と '対人関係調整への低支援' からサブ概念から生成されており，これら各サブ概念はさらに細分化される程，『高圧力・低支援の上司』についての語りは多く，また多様であった（表19）。

しかし，上司もまた組織の一員であり，昨今の厳しい社会状況の中で部下を十分に理解したり支持するゆとりがない可能性もある。したがって，直接的には上司が強く影響しているが，これは組織や現代社会全体が抱える問題

表19 概念『高圧力・低支援の上司』のサブ概念

『高圧力・低支援の上司』				15	94
'無理解を伴う高負荷や高圧力'	数	％	'対人関係調整への低支援'	数	％
一方的な上司の意見の押切り	2	13	コミュニケーション不足による縮まらない距離	2	13
限界状態の中での負担の積増し	5	31	対人関係調整の支援要請への対応なし	4	25
心当たりのない叱責・注意	4	25	拒否や無視による差別的扱い	2	13
現状無理解のまま加えられるプレッシャー	5	31	理不尽な責任転嫁	1	6
頑張りに見合わない低い評価	4	25			

の一側面の現象であるという視点も考慮する必要がある。

2）【職務抱え込み思考】

認知行動理論においては，状況に対する認知の仕方は行動に影響すると考えられているため，うつ病休職者がストレス状況をどのように認知しているかを知ることが必要である。対象者は，上司から評価されないストレス状況などで上司には『わかってもらえないに違いない』と思い，〔自分からはつながれない〕と認知して対人交流を受け身的なものにしていた。

> 「日頃周りがやるようにゴマをすらないとこういう評価しかもらえないのだと思った。評価は相手がするものなので，変えようがないと思った。（中略）分かる人にだけ分かってもらえればよいと思った。(Pt8)」

他には，『SOS ができない理由さがし』や『ギブアンドテイクは辞書になし』など合計4パターンの認知が，対象者と他者との相互作用を阻んでいた。他方，過重な職務を背負うストレス状況にあった対象者は，『仕事は'完璧・完遂'が常識』と考えて，とにかく〔頑張る'しか'ない〕と認知し，ますます職務を抱え込んでいた。

> 「こういう商売ですから，100やって当たり前の世界なんで。やっぱりプレッシャーはかなりかかってきますね。(Pt1)」

その他，『役割・期待は裏切れない』や『無条件のガンバリズム』など合計4パターンの認知が，対象者と職務との相互作用を強固にしていた。さらに，認知の複数概念が連合するという特徴がある。例えば，『SOS ができない理由さがし』（「管理職の立場という理由から，愚痴ってはいけない」）と，『コミュニケーションは苦手』（「自分は意思を表現できないタイプ」）などが連合している。

「自分からそう管理職というか見てる立場が愚痴ったら．だから，皆の愚痴は聞きますけれど．（中略）自分の意思を表現できないというか．あまりそういうのは，言わないタイプなので．(Pt1)」

これらの認知は，対象者の内面に葛藤を生じさせ，組織内の居場所を奪い，職務をますます抱えさせており，認知そのものが，自らをストレス状況に封じ込めるストレス因になっている。

3) 【孤独な全力疾走】

ストレス状況に対して前述のように認知することで，この段階においては『コミュニケーション回避』をし，一人あるいはそれに近い状態でひたすら職務にあたるという行動をとっていた。さらに状況を客観的に吟味する行動が不足しているため（『実態把握の置去り』），行動が固定化し，『無理を引きずりながらの前進』が強化され【孤独な全力疾走】を続けていた。平木(1993)は，「非主張的な自己表現をすると真意は表現されないため，相手によほど猜疑心がない限り，表現されたとおりに受け取られる」という旨のことを述べている。職場でも，コミュニケーションを回避していると，頑張りが限界でも周囲に伝わらず，文句も言わず仕事をする良い人，いつも一人でイライラして近づきにくい人，のように誤解される可能性がある。

「このままだと死ぬかも知れない．（中略）とりあえず手を付けろと言われているが，いい仕事が出来るとは思えない．毎朝吐きそうになりながらも，頑張って仕事を続けた．(Pt6)」

「人に聞けず，独学で勉強する．仕事が分からないので無口におとなしくしている．(Pt14)」

4) 個人と環境の自覚されない相互作用

対象者の労働スタイルは，個人の認知（【職務抱え込み思考】）や行動（【孤独

な全力疾走】）と，外的環境（【複合的ストレス状況】）の相互作用が悪循環していた。対象者の一人は，「評価されない」状況を，「現職務を一所懸命に行っても，評価されないのはおかしい」と認知し，「完璧にこなす」という負荷を自ら追加して行動している。

> 「現職務を一所懸命に行っても評価されないのはおかしいと考えた。現職務を完璧にこなすことで自分を認めさせようと職務に邁進した。(Pt2)」

「職務に邁進する」行動は，ストレス状況を生み出した行動（「現職務を一所懸命に行う」）と同様で悪循環である。認知行動理論においては，このような，ストレス状況と個人の認知・行動の悪循環に着目するが，対象者は一人も，自身の認知，行動が新たなストレス状況を生み出す方向の相互作用について語っていなかった。自覚されないことが同じ対処法を用いる自己完結的な労働スタイルを深刻化させ，変容を難しくする可能性もあるため，この点について今後さらにデータを収集し検討する必要がある。

5）『圧倒的に辛い気分』

憂うつ，不安，苛立ちなどの非常にネガティブで辛い気分は，【複合的ストレス状況】【職務抱え込み思考】【孤独な全力疾走】の全てのカテゴリーにおける語りに見られ，各カテゴリーの相互作用に伴う辛い気分の増大が，【頑張りの限界点】への移行に影響していた。

> 「評価は相手がするものなので変えようがないと思った。分かる人にだけ分かってもらえればよいと思った。無力感。徒労感。失望感。(Pt13)」

(3) 埋没的労働スタイル崩壊のプロセス

1) 【頑張りの限界点】

これまで過剰適応的な働き方を支えてきた〔頑張る'しか'ない〕という

認知は，限界点に来ると通用しなくなり，不適応状態に転じて〔労働者アイデンティティ維持困難〕となる。例えば『役割・期待は裏切れない』とストレス状況を認知して職務に邁進していたが，この段階において『役割・期待を裏切る結果になる』ことで労働者アイデンティティが綻んでいる。同じく『仕事は'完璧・完遂'が常識』という認知は，『'完璧・完遂'が崩壊する』結果になり，『評価は努力についてくる』は，『頑張りが評価されない』結果に，『無条件のガンバリズム』は最終的に『燃え尽きの実感』として体験される。次の例では，完璧主義的な労働スタイルを肯定してきたが，限界に達して労働者アイデンティティが綻ぶまでの様相が語られている。

「今までは，全てうまく完璧にやってきたんですけど。ここでも自分の限界を感じてしまったというか，それでもう駄目だと。やっぱり，どうしても完璧にやりたいほうなので，それが崩れてしまって。それでもう，いっぱい，いっぱいになってしまった。(Pt5)」

またこの段階においては，『自分は無能だ』『何も信じられない』という〔悲観の内的蔓延〕が起きる。これらは認知行動理論でいうスキーマ，「個人がそれぞれもっている基本的な人生観や人間観，(…) 極めて個人的な確信，信念」（大野，2010）に相似しており，個人のより基本的な信念が活性化された状態に近いと考える。

さらに，希死念慮などの『警報レベルのうつ症状』が出現するが，当事者や職場に『疾病受容の抵抗感』があると受診行動が遅れていた。

2)【再休職の自己成就予言】

対象者の中の再休職者は，復職後の不安や再休職までのプロセスについても語っている。復職後に『軽度負担に対する職務遂行困難感』が生じると，『再休職しそう』と予期して不安が高まる場合がある。こうした【再休職の自己成就予言】とともに就労が維持困難になり『早目の再休職』に至ってい

た。

> 「病気のことを考え簡単な仕事にしてもらったのに，それをしっかり処理することもままならない。もう病気も治らずくびになるだろう。気分が落ち込むときは会社を休んでしまう。不安。恐怖。(Pt1)」

　自己成就予言（Merton, 1949　森東吾・森好夫・金沢・中島訳 1961）は,「人々の状況規定（予言や予測）がその状況の構成部分となり，その後における状況の発展に影響を与える」というものだが，再休職者においては，過去の休職体験が，再休職の予測を容易なものにしているといえる。このことはまた，Teasdale（1985）の抑うつ的処理活性仮説の考え方に従うなら,「うつ状態ではネガティブな認知が活性化されるため，環境刺激をネガティブに捉えやすくなったり，過去の抑うつ体験の記憶を思い出しやすくなったりする。ネガティブに捉えられた体験は抑うつ状態を強め，抑うつ状態ではさらにそれらの体験をネガティブなものとして捉えやすくなるという永続的に強化される悪循環が生じる。」としても説明できる。先に示した中村ら（2013）の研究において，初回休職者よりも再休職者の方が，休職前の対人葛藤ストレスが有意に強かったという結果の背景には，【職務抱え込み思考】と【再休職の自己成就予言】の複合的要素が関係している可能性もある。

(4)　**臨床的示唆**

　本研究においては領域に密着した結果，つまり，企業組織への職場復帰を目指すうつ病休職者が職場環境で陥りやすい,「複合的ストレス状況を認識しながらも，職務抱え込み思考により孤独に職務に邁進するという埋没的な労働スタイルが維持される中で，圧倒的に辛い気分が生じ極度に疲弊していく悪循環のプロセス」が明らかになったこと，また，このプロセスは休職回数に関係なく生じていること，彼らが注目した【複合的ストレス状況】や,

【職務抱え込み思考】【孤独な全力疾走】の具体的なカテゴリーが明らかになったことで，〈埋没的労働スタイル〉を解放し再発や再休職を予防するための示唆が得られたと考える。同時に，先で引用した厚生労働省の指針（2006）の「心の健康問題の発生過程には個人差が大きく，そのプロセスの把握が難しい」という課題における'プロセスの把握'にも寄与したと考える。

　結果の臨床的活用については，CBTの実践の中に，当事者が自身の休職前のストレス処理のプロセスに照らし合わせて客観視したり，問題点を分析したりする際に役立てられると考える。また，結果図を示すことで，埋没的労働スタイルに陥るのは一人ではないことを知ってもらい孤独感を和らげるために用いることができる。援助者側は，当事者がストレス処理のプロセスを明確化できない場合においても，語られた労働スタイルの断片から全体像をイメージしたり，共感的に関わるための準拠枠とすることができる。また，上司の理解が得られているか，人間関係の調整についてサポートが得られているか確認したり，ストレス状況下において生じやすい認知を概念名に沿って確認することで介入のポイントが整理しやすくなる。

　本研究の結果は，医療領域以外に，職場の上司，人事，産業保健スタッフなども活用できると考える。

(5) **本研究の限界**

　本研究は当事者からの語りを研究対象としたため，事実との比較が行えていない点は限界である。また，対象者の年齢や職位等に幅が生じたことは，医療機関を通じて研究協力者をリクルートしたことによる限界である。

第3節　休職中の職場ストレス処理過程〈職務解放労働スタイル〉
　　　　（研究5）

1　問題と目的

　研究4においては，うつ病を発症した労働者が，休職前の職場ストレスをどのように認知し行動したかに着目をして，ストレス状況と認知・行動との相互作用を中心としたプロセスを質的に分析した。その結果，「孤独に職務に邁進するという労働スタイルに埋没し，圧倒的に辛い気分を伴いながら極度に疲弊していく悪循環に陥りながら休職に至るプロセス」が見出された。

　就業中の者が，障害が原因で休業をすることにより生じる生産性の損失を「アブセンティーイズム（absenteeism）」といい，就業中の者が，就業はしているものの，障害がない状態と比べて生産性が落ちていることによってもたらされる生産性の損失を「プレゼンティーイズム（presenteeism）」という。「うつ病は職業的・社会的機能への影響が大きく，職場においては，欠勤や休職，離職となって現れる。また，出勤できている場合でも，集中力や意欲が十分でなく，作業能率の低下や見落としなどのミスの増加を呈する」（上島，2003）と言われている。主要な慢性疾患ごとの医療費プラス，薬剤費プラス，プレゼンティーイズム・アブセンティーイズムが企業経営に与えるインパクトについての米国の調査研究（Leoppke et al., 2007）によると，うつ病は腰痛に次いで2位であり，さらに，プレゼンティーイズム・アブセンティーイズムによる生産性コストは，医療費プラス薬剤費の10倍近くであると報告されている（矢倉，2011）（図11）。わが国においても，うつ病のプレゼンティーイズム，アブセンティーイズムに関わる社会的費用についての推計がされており（Sado, 2011; Okumura & Higuchi; 2011；佐渡・稲垣・是木・藤澤・武智・吉村，2011），その額は1兆円前後と多いことが示されている（Okumura

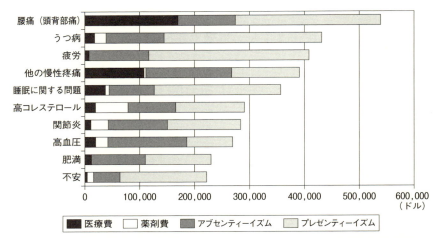

図11 常勤従業員千人当たり医療費・薬剤費・生産性コスト合計金額の上位10疾患

& Higuchi, 2011; Sado et al., 2011)。これらの結果からも、うつ病で休職した労働者は、復職後はパフォーマンスを維持し、再発や再休職を防ぐことが大切である。そのために、休職中は憎悪期や回復期の適切な静養の後に、維持期においては復職準備性を十分整えることが重要であるといえる。この復職準備段階においては、復職後のストレスコーピングを目的として、性格や人付き合いの特徴と同時に、休職前のストレス状況の振り返りを行うことが必要とされている（髙塩, 2008; Kuppfer, 1991；厚生労働省, 2015；北原リハビリテーション病院, 2010）。

そこで研究5では、休職前のストレス状況を振り返り、仮に休職中の今、研究4において語られた同様のストレス状況に曝されたら、その状況をどのように認知し、どのような解決策を講じるかについてインタビュー調査を行い、職場復帰を目指す労働者の休職前の職場ストレスに対する認知、行動が、休職を通してどのように変容したか、同時に、変容については、休職取得中であることがどのように影響したかを探ることを目的に質的分析をおこない検討した。

2 方法

(1) 対象者

1) 対象者の選択

研究機関倫理審査会の承認後，医療機関への研究協力依頼と共に，ホームページにて協力の呼びかけを行った（資料1）。問合せがあった者に調査説明を行った後，基準に合致する対象者のうち同意が得られた16名を研究対象者とした（資料2）。

2) 対象者の基準

適応基準は，年齢18～55歳，「気分障害」の診断を有していると自己申告があり，経営者を除く労働者で企業組織に在籍し，職場復帰を目指し通院中の者。退職者，希死念慮が顕著な者，器質因や認知機能障害を認める者，物質関連障害や摂食障害を認める者，重度の身体合併症があり継続参加が困難な者は対象から外した（資料3）。

3) 対象者の概要

対象となる患者（以下，Pt）の年齢は32～54歳，性別は男性13名，女性3名。臨床関連データは，再発回数1回または2回，アンケート調査時 BDI-II（Beck Depression Inventory II）9～42点。就労・休職関連データは，仕事内容は管理職2名，事務職6名，専門職7名，技術職1名，勤務年数は3.5～35年，休職前の残業時間は0～100時間，休職期間3～26か月，休職回数は1～6回であった（表17）。

なお，対象者は研究4と同様である。

(2) データ収集方法

2007年9月から2008年3月にかけて，1) アンケート調査でベース・データを収集し（資料4），2007年11月から2009年4月にかけて，2) インタビュ

一調査で追加データをサンプリングした（資料5・6）。

1）アンケート調査

研究4において実施したアンケート調査により収集したデータを用いた。

2）インタビュー調査

アンケート調査の質問内容及び，研究4において行ったインタビューの内容をインタビューガイドとして用いた半構造化面接にて，臨床心理士4名が，対象者に対してアンケートの記載内容に沿って休職前に体験した職場ストレスを想起してもらい，仮に今，研究4において語られた同様のストレス状況に遭遇した場合，どのように認知し，対処行動をとり，どのような気分が生じるかについて調査した。また，研究4の語りで得られた休職前の認知や対処行動，気分との間に変容がみられる場合，その理由についても尋ねた。ICレコーダーに録音した内容は逐語録を作成し分析データとした。

(3) 分析方法

研究4と同様に，M-GTAを用いた。

(4) 分析手続き

研究4と同様に，M-GTAの手順に従い分析を進めた。

以下に実際の作成プロセスを示す。データ中の職場ストレスに対する休職中における認知及び行動のプロセスに該当する具体例と，認知及び行動が研究4と異なる場合にはその理由に該当する具体例に着目した。認知に関するひとつの概念，『‘無理しない’は絶対条件』の生成過程においては，Pt3のデータから，「仕事に関しては何とか自分のできる範囲でやっていけば，少なくとも大失敗をしてしまうようなことはないんじゃないかな，という感じですかね。なかなか思い通りには進まないんですけれども，それは仕方ないとして。自分でできる範囲でやればいいかということを考えると思います。」をひとつの具体例としてワークシートを作成した。意味を解釈し，その内容

を簡潔にして「自分なりのペースやキャパシティーに合った労働スタイルを維持することがとにかく大事なので妥協や敗北感や他者と比較し劣等感があっても仕方がないというやや投げやりな考え」と定義欄に記入した。さらに，定義を凝縮して『'無理しない'は絶対条件』と概念名を作成した。理論的サンプリングにより，類似の具体例である「とにかく力が入りすぎていたので，もっと楽に考えて楽に好きなようにしようと。だからたとえ上司がそういう無茶なことを言っても，適当にやると。（中略）とにかく体が一番なので，ああいうやり方をすると体が壊れることが分かりましたので。」(Pt6)を分析ワークシートに追加した。対極例として「さらに無理をすべき」などの具体例があるかをチェックしたところ，「ミスを回避し，認められるように努力する」などの具体例がデータ中に存在し，ストレスを溜め込む方向にシフトしていた。さらに，「とにかく無理をしないなどのように，ストレス軽減にあたりセルフコントロールの必要性が自覚できない」については，「環境が変わる可能性にかけている」などの具体例が見られた。しかし，これら2つの対極例に関しては，具体例に乏しく，概念として成立するまでには至らなかった。さらに，対極例として「労働スタイルの変化は困難」などをチェックしたところ，複数の具体例がデータ中に見られたため，「職場のストレス状況が同じなら，気分，考え，行動も変容しない。」と定義をし，『状況不変なら変化なし』という概念を，『'無理しない'は絶対条件』の対極例から作成した。同時に，「具体例には，「しかない」「仕方ない」のような表現が用いられており，ストレス軽減に対する考えの変化の受け入れは消極的な感がある。」など，気づいた点を理論的メモ欄に記入し，解釈に検討を加えながら，概念『'無理しない'は絶対条件』は，最終的に6つの具体例が抽出され，概念レベルの理論的飽和化に達したと判断した。

　分析過程では理論ノートを作成し，例えば，当初「学歴がいいからといって，能力が必ずしも高いわけじゃなくて，あとはその人なんかよりも能力が低いからといって，自分がそういうえらく卑下，自分を卑下する必要もなく

て。まあ自分のできる能力なりのことをやっていれば，そこで，そこでまあ，ハードルを低くして，自分なりの達成感を得る（中略）これが理想的な自分なんですけど，そこを現場に入って実際はどうなのかはまだ分かんないから．」(Pt14) などの具体例から，概念『休職中限定の理想的就労イメージ』を作成したが，概念間の関係性を検討したり，意味を解釈したりする中で，この概念に含まれる具体例は，『要求水準の下方修正』『きっぱり断る』の各概念に吸収合併させるなどを繰り返し，概念，カテゴリ間の関係を比較し，理論的サンプリングをする中で，14の概念が生成され，新たな概念が見られなかったため，分析結果全体が理論的飽和化に達したと判断した。

3　結果と考察

分析の結果から，14の概念，2のサブカテゴリー，4のカテゴリーが得られた（表20）。うつ病で休職に至った労働者が休職中に語った職場ストレスの処理の現象特性として，「休職中のゆとりの確保や，失敗体験の客観視を通じ，職場ストレスを抱え込まず，ストレスから脱却する方法を模索する中で辛い気分が減少していくプロセス」が見られた。（図12，【　】カテゴリー，〔　〕サブカテゴリー，『　』概念）

表20　研究5の概念名と定義

No.	概念名	定義	人数	%
カテゴリー1【休職の作用】			11	69
サブカテゴリー〔時空間が耕す'変化'の土壌〕				
1	心身のゆとりの生起	休職してストレス状況から離れたことで心と体にゆとりが生まれた	6	38
2	離れて見えた相手の心	休職により職場の人間関係から時間的にも空間的にも離れたことで，相手の考えを客観視できるようになる	6	38
サブカテゴリー〔失敗体験からの学び〕				
3	失敗体験からの学び	ストレスフルな働き方を体験したり疾患の知識を獲得したことで，限度を越えると体が壊れることを学習する	3	19

No.	概念名	定義	人数	%
カテゴリー2 【職務解放思考】			6	38
4	'無理しない'は絶対条件	自分なりのペースやキャパシティーに合った労働スタイルを維持することがとにかく大事なので妥協や敗北感や他者と比較し劣等感があっても仕方がないという，自分を納得させようとする考え	5	31
5	旧スタイルの封印	周囲の助けや負担軽減，関係性見直しの可能性を探りながらこれまでとは異なる何かをしようという考え	3	19
6	理由の認識の芽生え	推察の域を出ないが，ネガティブな相手の意見や態度にも理由が存在するかも知れないという考え	2	13

No.	概念名	定義	人数	%
カテゴリー3 【体調優先策】			7	44
7	要求水準の下方修正	量や時間，能力面で無理せずパフォーマンスを落とし妥協して働く	4	25
8	きっぱり断る	無理かも知れないが，自分の要求や条件を伝えたり，ストレートに断ったりする	3	19
9	とにもかくにもSOS	仕事をこなすために何とか支援者を探す	2	13
10	辛い気分の減少傾向	不安や苛立ちなどの辛い気分が減少して落ち着いてくる	6	38

No.	概念名	定義	人数	%
カテゴリー4 【休職前と同じ】			6	38
11	状況不変なら変化なし	職場のストレス状況が同じなら，気分，考え，行動も変容しない	4	25
12	自分自身は変わらない	コンプレックスや生真面目さや非主張的な生まれつきの性格は変わらない。	3	19
13	深い傷つきは変わらない	強いストレスによる傷つきは変わらない。	3	19
14	状況不変なら再休職かも	同じ状況なら，また休職してしまうかも知れないと考える。	4	25

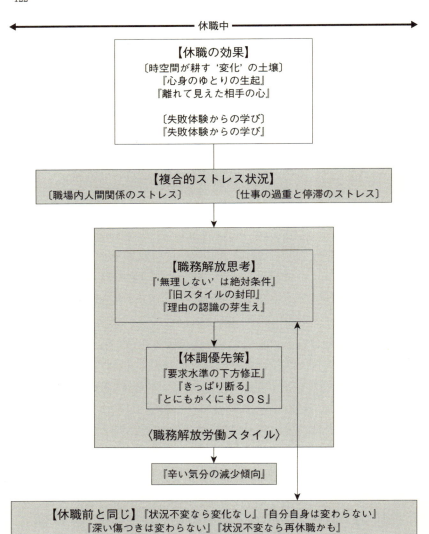

図12　うつ病労働者の休職中の職場ストレスに対する認知／行動のプロセス

(1) ストーリーライン

　このプロセスでは，職場から離れたことによる〔時空間が耕す'変化'の土壌〕によってゆとりが生じたり，休職前を振り返ったりすることで〔失敗体験からの学び〕が得られることが，【休職の作用】の具体的な要因となっていた。このような作用により，今仮に，研究4で語られた同様のストレス状況〔職場内人間関係のストレス〕や〔仕事の過重と停滞のストレス〕からなる【複合的ストレス状況】に置かれていると想定しても，上手くいかない状況に固執したり無理をしたりしないことが大切であると考えたり，不確かではあるが相手にも何か理由があるのだろうと考えたりして，自分一人で抱え込まないようにする【職務解放思考】が生じていた。こうした思考に基づき講じることができる解決策として，不本意な気持ちは伴うが量や質の要求水準を下げて仕事をしたり，出来ないものはきっぱりとストレートに断ったり，具体的な方法は不明だがとにかくSOSを出して支援者を探すなどの【体調優先策】が挙げられたことで，『辛い気分の減少傾向』が見られた。このような変容が見られる一方で，職場の状況が変わらない場合，休職前の心理的な傷つきが深い場合，職場ストレスに対処できない原因が元来の自分自身の性格に由来すると考えている場合，及び今後再休職してしまう可能性を危惧する気持ちについては，休職期間を経てもなお【休職前と同じ】で認知は変化しないという対極例もあった。以下に，前述した現象特性及びストーリーラインを踏まえ，結果と考察を示す。

(2) ストレス対処に変容をもたらす背景要因

　1) 【休職の効果】

　休職制度を利用した対象者は，『心身のゆとりの生起』や『離れて見えた相手の心』などの〔時空間が耕す'変化'の土壌〕や，〔失敗体験からの学び〕を体験していた。

　〔時空間が耕す'変化'の土壌〕については，例えば，休職前には仕事の

負担が重すぎても上司に言うことができなかったが，今なら言えると変化した背景について以下のように語っている。

「仕事を離れているので，余裕ができている。（Q 気持ちにゆとりが）今，と思います。ストレスがなくなっているといいますか，ですので同じ状況にあって，もし今の状況だったら同じになると思うんですけど。(Pt8)」

また，休職中に変化が見られた別の対象者もその背景について語っている。

「今のけっこうストレスフリーな（笑），穏やかな日常のおかげですかね。なんかそんな体力的にもきつくないし，そんな睡眠時間削って毎日通勤しながら，なんかへたりながら会社に行って，へたりながら仕事してるわけじゃないので，割りとエネルギーがあるっていうことですかね，今は。でもこれが毎日出勤しだすと，多分こんな強気なことは言えないかもしれないし，言うかもしれないし。(Pt13)」

上記は両者共に，休職により心と体に生まれた余裕が変化をもたらしていると推測している。

さらに，休職前の上司の発言についてその意図の捉え方が変化した背景について，冷静に相手の意図を汲み取れるという変化は，職場から離れているためであると推測している。

「真っ直ぐ家に帰るのも批難されていたんですよ。「すっごいお前ダッシュで帰るけどたまにはデパートに行って何かを見るとか映画を見るとかしろ」とか言われて大きなお世話（と思っていた）。でも本当に心配して思ってたのかもしれないです。今冷静に考えると本当に真面目なかたなので。ありがたい言葉だったのかな？（Q どうしてそう考えるようになったんでしょうか。）接触していないからですよね。嫌なこととか入ってこないからかな。(Pt16)」

つまり，ストレス状況から時間的空間的に距離を置き冷静な視点を持てるようになることが休職の主要な効果であるともいえる。

〔失敗体験からの学び〕では，ストレスフルな働き方を体験したり，疾患の知識を獲得したりすることで，限度を越えると体が壊れることを失敗体験から学習しており，そういった機会を休職中に得ることができている。

> 「とにかく力が入りすぎていたので，もっと楽に考えて楽に好きなようにしようと。だからたとえ上司が無茶なことを言っても，適当にやると。（中略）とにかく体が一番なので，ああいうやり方をすると体が壊れることが分かりましたので。(Pt6)」
> 「自分がもうまともにいったら傷ついてしまうから，なるべく傷つかないようにしていくしかないんだなあと。前はそれでもどんどんぶつかっていけば，ちゃんと分かってもらえるだろうと思ってぶつかっていったんですけど，正面から。でもそれをしても逃げちゃう人は逃げちゃうんだなっていうのがあったんで，ただもう自分の身を守ることも大事ですから。(Pt11)」

本研究の目的において述べたように，休職時には，復職後のストレスコーピングを目的として，休職前のストレス状況の振り返りを行うことが必要とされているが（高塩，2008；Kuppfer，1991；厚生労働省，2015；北原リハビリテーション病院，2010），同じことを対象者自身も感じ取っていることが本研究から明らかになった。休職は，いわばストレス状況を回避しているともいえるが，回避型コーピングについて森田（2008）は，「ストレスから単に逃げる・諦めるという側面からのみ捉えるのではなく，ストレッサーと距離をとり，問題感から分離した自律性を感じられる領域を拡大する（主体感覚の賦活化：吉良，2002）ための作業という側面から考慮すると，回避型コーピングがストレス低減に有効な影響を及ぼしたことも納得できる。」と述べている。

本研究の結果からも明らかになったように，休職制度の利用は，勤務状態を保てなくなったことによる逃げ場所の確保という消極的な意味のみではな

く，積極的な意味があることが示された。

　休職により職場から距離を置くことによる上記のようなメリットがある反面，仕事の情報や交流からも距離が生まれるデメリットを問題視している語りもあった。さらに，前述した具体例の中には以下の語りもあり，休職により生じた変容は，時空間の余裕が保障されている休職中にのみ得られた変容の可能性もある。

　　「もし今の状況だったら同じになると思うんですけど。(Pt8)」
　　「今は。でもこれが毎日出勤しだすと，多分こんな強気なことは言えないかもしれない。(Pt13)」

　また，休職中に冷静になることで，相手側の理不尽さなどのマイナス面が見えてさらに対人交流に対して抵抗を感じたり怒りの感情が生じたり，また，失敗体験の振り返りの際に適切な対処法が見つからずにさらに落ち込むなどの問題も語られており，そのことが，4で述べる休職前からの変化を阻む要因にもなることが考えられる。したがって，休職に際しては，本人及び周囲がメリットとデメリットを多角的視点から検討する必要があると思われる。

(3) 職場ストレスからの脱却を模索するプロセス

　休職前のストレス対処のプロセスである「孤独に職務に邁進する労働スタイルに埋没することで，圧倒的に辛い気分を伴いながら極度に疲弊していく悪循環のプロセス」はうつ病の治療及び復職準備を目的とした休職制度を利用し，職場ストレスから脱却するためにどうしたらよいかを模索することが必要であると自覚する中で，辛い気分は減少傾向に転じていた。休職も，職場ストレスからの脱却の模索もある意味，ストレス回避とも言えるが，先に森田（2008）が述べたように，ストレスから物理的にも心理的にも距離を置く回避型コーピングの選択がストレス低減に影響したともいえる。以下，そ

のプロセスを示しつつ考察を加える。

1) 【複合的ストレス状況】

研究5においては，研究4で想起してもらった，休職前に体験した職場ストレス状況についてのデータをそのまま対象者に提示した。【複合的ストレス状況】のプロセスについては研究4参照。

2) 【職務解放思考】

前述した休職の効果を背景にして，仮に，今現在，休職前と同じ【複合的ストレス状況】に曝されていると想定した場合，その状況に対し，『'無理しない'は絶対条件』『旧スタイルの封印』『理由の認識の芽生え』などの【職務解放思考】が生じていた。『旧スタイルの封印』は，周囲の助けや負担を軽減し，関係性見直しの可能性を探りながらこれまでとは異なる何かをしようという考えである。

> 「言われたことに対して怒ってもしょうがないので，自分をリカバーするような働きというか動きをするにはどうしたらいいのかということを考えると思います。(Pt2)」
> 「結構1人でやろうとしていたんですけれども。同じ部の仲間としながら何とかこなせるようにがんばるというのが。(Pt3)」

同様に，『理由の認識の芽生え』は，推察の域は出ないもののネガティブな相手の意見や態度にも理由が存在するかも知れない，という考えである。

> 「言いがかり的なことを言ってきた上司というのも，その上司自身忙しい状態だったなということを，これを書いているときに考えまして。あちらのほうも余裕がなかったのかなという，そういう気持ちを考えたっていうか。(Pt2)」

このように，休職による余裕とストレス対処の失敗体験からの学びなどを背景にした，ストレスを手放す方向での思考，すなわち【職務解放思考】が

生じていた。しかし，共通してどの思考も確信や自信は不十分であり，職場ストレスから脱却するための手立てを模索している段階にもあった。

3）【体調優先策】

仮に，今現在，研究4において語られた同様の【複合的ストレス状況】に曝されたと仮定した場合に，前述の【職務解放思考】が生じ，続く解決策として，『要求水準の下方修正』『きっぱり断る』『とにもかくにもSOS』などの【体調優先策】が挙げられていた。

『要求水準の下方修正』は，量や時間，能力面で無理をせずに，パフォーマンスを落として働くという解決策であるが，そこには体調を優先させるための妥協も含まれている。

> 「少なからず，人より多く働いて，人より寝ないでって，そういうやり方はやめます。彼らと同じようなレスポンスっていうか，仕事のレベルでやってこうというのも，ちょっと1回ハードルを落として，目標を低くします。(中略)今そんなんでいいのかなって，やっぱり焦りを感じたんですけど，やむを得ない。安定して仕事に行けて，安定して給料もらえるのがまず当面の課題です。(Pt14)」

また，『きっぱり断る』では，無理かも知れないが，自分の要求や条件を伝えたり，ストレートに断るという解決策を挙げている。

> 「今でしたら上司にも「無理です」とか，言うのかもしれないですね。(Pt8)」
> 「私がもともとこなせない仕事をほかの人にやってもらおうと思ったわけですから，当然それはこなせない仕事なので「できません」と。上司に「不可能です」というふうに話して，その後上司がどうするかはその上司の裁量に任せるという。今のこの体調であれば，無理はできないので，あとはもう上司に判断してもらうというしかないのかな。(Pt11)」

『とにもかくにもSOS』は，「仕事をこなすために何とか支援者を探す」

と定義したように，【体調優先策】の各概念は，体調を優先させることの重要性を過去の経験から学んだ結果として案出された解決策であるといえる。しかし，この段階では，復職後に仕事と体調のバランスを維持するための解決策がまだ曖昧で具体性に欠けており，思考から行動へのプロセス全体に妥協が見られており，どこか腑に落ちない諦めの気持ちを伴うケースもみられる。村山・及川（2005）が，「回避的な自己制御方略は問題解決を阻害するかという命題について先行研究を概観した結果，気晴らしを行うことで問題に前向きになろうとする場合もあるように，目標レベルが回避的でない限り，回避的な自己制御方略は問題解決を阻害していないことが示唆された。」といった旨のことを述べているように，休職制度を利用したり，職務を解放する必要性を認識し，体調を優先させるために要求水準を下げたり，きっぱり断ったり，支援者を何とか探しSOSを出して一人で抱え込むことを避けるという解決策は，回避型のストレス対処方略を用いているとも言える。しかしこれらは就労という本来の目標を回避するものではない。目標を達成するために，休職前と異なる対処方略を模索できていることが，『辛い気分の減少傾向』を生じさせる要因になっているとも考えられる。

(4) **ストレス対処の変容を阻む背景要因**

【休職の効果】を背景にして，【複合的ストレス状況】に曝されたと仮定した場合には，【職務解放思考】が生じ，続いて【体調優先策】が挙がる中で，『辛い気分の減少傾向』が見られており，ストレス対処のプロセスが休職前から変容していた。一方で，『状況不変なら変化なし』『自分自身は変わらない』『深い傷つきは変わらない』『状況不変なら再休職かも』などの【休職前と同じ】という対極的な認知もまた存在していた。

『状況不変なら変化なし』では，以下の語りのうように，休職中に振り返りを行っても適切な対処法が見つからない場合には，気分の改善も得られ難い。

「やっぱり疲れますね。疲れるし，すごく消耗したような気分になると思いますね。(中略) それは同じですね。やはり，誰かがやらないとどっちにしろしょうがないことなので。といっても，他の人に頼むというわけにもいかないだろうし，ある程度常勤の職員というものがやっていかなきゃいけない，背負っていかなきゃいけない部分ではあるので。(Pt7)」

『自分自身は変わらない』では，コンプレックスや生真面目さや非主張的な生まれつきの性格は変わらないと語っている。このような元来の性格を前提に，自分なりのストレス対処を検討する必要があると同時に，変わらないと認識している部分が認知の偏りから生じている場合には，そこが介入のポイントになるため，アセスメントが必要となる。

「今でもやっぱり，まあ焦りとかは感じます。多分同じだと思いますね。多分わたしは何を見ても結果的にはすべて勉強するんですね。(中略) なんかわたしの中ですごいコンプレックスがあって，親兄弟，親戚にあまり高学歴の人がいないんですね。なんか親のそういう社会的な地位とか学歴とか生活レベルとか，なんかそういうものにもともとコンプレックスがあるので，何かあると自分の能力とかに問題があるんじゃないかっていうふうに思うんですね。(Pt13)」

「能力の違いみたいのを発揮されて，例えば打ち合わせとかで「こいつ，すごいなー」と思うときに焦りを感じるっていうのはまだ。(中略) これは正直に自分の考え方がちょっと良くなかったなと認めた点なんです。まあ会社が変わるか自分が変わるか，環境が変わるか，なんか何かがこう入れ替わればいい。でも，自分では絶対変えられないなというとこもやっぱりいっぱいある。(Pt14)」

また，『深い傷つきは変わらない』についての具体例として，スキーマレベルの認知が活性化されて深く傷つくと，時間の経過とともに癒えていくことなく，そうしたことが変容を困難にしたり，適応から遠ざかったりする方向に向かうとも考えられる。

第3章　うつ病休職者の職場ストレス処理に関わる認知及び行動のプロセス（質的研究）　131

「不快感があると同時に人間不信という気持ちがあるのでもしかしたら傷としては深いかもしれないですね。ショックだったり，唖然としたとか当惑したっていうのは，本当に一瞬の気持ちなので，引きずっていってないんですね。だけども不快感とか不信感っていう気持ちはひきずっていっている。(Pt11)」

【休職前と同じ】であることが，うつ病の症状を長引かせたり，復職準備性を低下させたりしている場合には，その原因が，職場環境によるものなのか（『状況不変なら変化なし』），元来の性格等に起因するものなのか（『自分自身は変わらない』），ストレスによる傷つきによるものなのか（『深い傷つきは変わらない』）などについて評価し，対処について丁寧に検討していくことが必要である。

第4節　「職場復帰のための集団認知行動療法」介入後の職場ストレス処理過程〈職務統制労働スタイル〉（研究6）

1　問題と目的

研究4においては，うつ病を発症した労働者が，休職前の職場ストレスをどのように認知し行動したかに着目をし，研究5においては，研究4において語られた同様のストレス状況に曝されたと仮定し，休職中現在の認知及び解決策に着目し，休職中に生じた変容を分析した。

うつ病の治療は，静養や薬物療法と共に，心理療法が治療の3本柱の1つである。休職中は，静養や薬物療法中心の憎悪期や回復期を経て，維持期に入ったところで，職場復帰のためのリハビリテーションを開始する（高塩,2008）。研究6においては，復職リハビリテーションの一環として，心理療法の中でもうつ病治療にエビデンスが蓄積されているCBT（第1章）を集団の設定で行う「復職CBGT」を対象者に実施した。次に，プログラムに参

加した後に，対象者が，研究4，研究5と同様の休職前の職場ストレスをどのように認知し，どのような解決策を講じるかについてインタビュー調査を行った。休職を通して得られた変容に加えて，プログラム参加後に認知及び解決策がどのように変容したか，同時に，変容については，「復職CBGT」に参加したことがどのように影響したかを探ることを目的に，質的に分析を行った。

　Yalom（1995）は，「グループ体験というのは患者のものであり，私たちセラピストのものではない。したがって，患者の体験から離れれば離れるほど，私たちの結論は推論の部分が大きいということになってしまう。確かに，患者の気づきの届かないところで作用する変容の過程もあるが，だからといって患者の言い分を無視するべきだということにはならない。患者に報告してもらうための技法がある。アンケートに答えを書いてもらうという方法によって，手軽にデータを集めることができるが，その方法では，患者の体験の微妙な部分や豊かさを逃しがちである。質問者が患者の体験世界に入れば入るほど，セラピー体験の報告ははっきりとした意義深いものになる。」と述べており，CBGT参加後の体験について語ってもらうことは，こうした点においても意義深いと考える。

2　方法

(1) 対象者

1) 対象者の選択

　研究機関倫理審査会の承認後，医療機関への研究協力依頼と共に，ホームページにて協力の呼びかけを行った（資料1）。問合せがあった者に調査説明を行った後，基準に合致する対象者のうち同意が得られた16名を研究対象者とした（資料2）。

2) 対象者の基準

　適応基準は，年齢18～55歳，「気分障害」の診断を有していると自己申告

があり，経営者を除く労働者で企業組織に在籍し，職場復帰を目指し通院中の者。退職者，希死念慮が顕著な者，器質因や認知機能障害を認める者，物質関連障害や摂食障害を認める者，重度の身体合併症があり継続参加が困難な者は対象から外した（資料3）。

3） 対象者の概要

対象となる患者（以下，Pt）の年齢は32～54歳，性別は男性13名，女性3名。臨床関連データは，再発回数1回または2回，アンケート調査時 BDI-II（Beck Depression Inventory II）9～42点。就労・休職関連データは，仕事内容は管理職2名，事務職6名，専門職7名，技術職1名，勤務年数は3.5～35年，休職前の残業時間は0～100時間，休職期間3～26か月，休職回数は1～6回であった（表17）。

なお，対象者は研究4と同様である。

(2) データ収集方法

2007年9月から2008年3月にかけて，1）アンケート調査でベース・データを収集し（資料4），2007年11月から2009年4月にかけて，2）インタビュー調査で追加データをサンプリングした（資料7）。

1） アンケート調査

研究4において実施したアンケート調査により収集したデータを用いた。

2） インタビュー調査

アンケート調査の質問内容及び，研究4で行ったインタビューの内容をインタビューガイドとして用いた半構造化面接にて，CBGT プログラムによるアプローチ後に，臨床心理士4名が，対象者に対してアンケートの記載内容に沿って休職前に体験した職場ストレスを想起してもらい，仮に今，研究4で語られた同様のストレス状況に遭遇した場合，どのように認知し，対処行動をとり，どのような気分が生じるかについて調査した（資料7）。また，

研究4の語りで得られた休職前の認知や対処行動，気分との間に変化がみられる場合，その理由についても尋ねると同時に，「復職CBGT」の参加による影響についても尋ねた。ICレコーダーに録音した内容は逐語録を作成し分析データとした。

(3) **分析方法**

研究4と同様に，M-GTAを用いた。

(4) **分析手続き**

研究4及び研究5と同様に，M-GTAの手順に従い分析を進めた。実際には，データ中の職場ストレスに対する休職中における認知及び行動のプロセスに該当する具体例と，認知及び行動が研究4と異なる場合にはその理由に該当する具体例及び，「復職CBGT」の影響について語られた具体例に着目して分析を進めた。

(5) **プログラムの概要**

以下に，職場復帰のためのCBGTプログラムの流れと概要を示す。

1) セッションの流れ

**表21　「職場復帰のための集団認知行動療法」各セッションの流れ
（田島ら，2010b；秋山ら，2008a）（資料8）**

セッション	テーマ	介入
プレセッション	プログラムの説明，考え方のクセを知るテスト	
セッション1	認知療法とはなにか，うつの思考10パターン	
セッション2	気分に注目しよう，状況，気分，思考のつながり	認知面
セッション3	バランスの良い考え方をしよう，自動思考記録表の書き方	
セッション4	自動思考記録表をつけてみよう	
セッション5	問題解決能力を高めよう〜問題解決プランの作成	行動面
セッション6	実際の行動計画を立てよう〜アクションプランの作成	
セッション7	自分を伝え相手の気持ちを知る〜アサーショントレーニング	対人
セッション8	ロールプレイング，まとめ	交流面

2) プログラムの概要

　週1回，1セッション90分，参加者は10名を定員としたクローズドグループであり，毎セッション心理職2名が担当した。オリジナルテキスト（資料9，添付の資料は研究当時より一部改変した最新版のテキストである）を用い，講義，ワーク，グループディスカッションを通して，認知・行動・コミュニケーション面にアプローチした。職場復帰を目的としたプログラムであるため，テキストは'休職中の大手電機メーカーに勤務するサラリーマンAさん'をモデルにし，Aさんと共に認知行動療法を学べるオリジナルテキストを使用した。また，講義でも，職場の例を挙げて解説をするなどの工夫をした。

3) 各セッションのアプローチのポイント

1〜4セッション：認知面へのアプローチ

　認知行動療法の概念図やうつの思考パターンについての解説や，抑うつや不安などの気分が生じる際の状況・気分・思考のつながりについてのワーク，及び，バランスのとれた考え方を導き出すための自動思考記録表の作成などを行った。

5・6セッション：行動面へのアプローチ

　行動活性化療法（Addis & Martell, 2004; Martell, Addis, & Jacobson, 2001）をベースにして日常活動記録表を記録することで，不規則になりやすい休職中の生活リズムや，活動と気分の関連を分析し，日常生活の立て直しに役立てた。また，復職に向けて現実的で具体的な目標を立てて達成するために，問題解決リストやアクションプランを作成した（Mynors-Wallis, 2005）。

7・8セッション：コミュニケーションのアプローチ

　職場や身近な人とのコミュニケーション場面において，過度に非主張的あるいは攻撃的にならずに自己表現ができるよう，講義とロールプレイングを通して，アサーショントレーニングを行った。

3　結果・考察

　プログラム参加後のインタビュー調査のデータの分析結果から，29の概念，5のサブカテゴリー，4のカテゴリーが得られた（表22）。うつ病で休職に至った労働者が，「復職CBGT」の参加後に語った職場ストレスの処理の現象特性として，「休職中の「復職CBGT」参加における様々な成功体験や肯定的変化を通じて職場ストレスを統制できる見通しがもて，気分が改善するプロセス」が見られた。(図13，【 】カテゴリー，〔 〕サブカテゴリー，『 』概念)

(1)　ストーリーライン

　うつ病で休職に至った労働者は，休職者対象の「復職CBGT」参加中に，クローズドグループ内で『オープンな対人交流』を図り，『継続参加でブレイクスルー』したり，CBTのスキルを獲得したり（『新たな考え方との出会い』『セルフコントロール体験』『伝え方の学習』）できていた。さらに，これらの3要素である，オープンな対人交流を図ったこと，スキルを学んだこと，継続的参加でブレイクスルーできたことは相互作用し，〔成功体験の積み重ね〕

表22 研究6の概念名と定義

No.	概念名	定義	人数	%
カテゴリー1【復職CBGTの効果】			14	88
サブカテゴリー〔成功体験の積み重ね〕				
1	オープンな対人交流	クローズドグループで皆と分かち合ったり承認したり楽しんだりしながら自分をオープンにできた	13	81
2	継続参加でブレイクスルー	初めは困難を感じても、参加回数を重ねながら、理解が進んだり、参加者との一体感や、安心感や自信を体験する	4	25
3	新たな考え方との出会い	自分の思考パターンを知り、思考にはヴァリエーションがあることや適応思考を目指せばいいことを学んだ	7	44
4	セルフコントロール体験	活動内容をモニタリングしたり、解決策を考えたりしながら達成できる目標に取り組む体験をした	4	25
5	伝え方の学習	アサーショントレーニングで、相手も自分も大切にしつつ具体的に伝えなければ伝わらないことを学んだ	7	44
サブカテゴリー〔肯定的変化の実感〕				
6	余裕をもったSOS	抱え込むのではなく、キャパシティーがオーバーする前にきちんとした表現で気持ちや考えを伝えられる	4	25
7	思考・気分の言語化	不安や憂うつなどの気持や体調を意識でき、言語化できるようになった	5	31
8	急がず諦めず少しずつ	解決の糸口を見つけて無理せず出来るところから始めることができる	2	13
9	接近のための工夫	自分の工夫によって、周囲を避けずにコミュニケーションが図れる	2	13
10	十人十色の考え方の受容	自分の考えが全てではないし辛いのは自分だけではない。相手には相手の考えがあるという思考の多様性が受け入れられる	3	19
11	自己イメージと気分の改善	自分の考え方や気分をコントロールして、自己肯定感が増大したり気分が改善された	9	56

No.	概念名	定義	人数	%
カテゴリー2【職務統制思考】			12	75
サブカテゴリー〔自分からつながれる〕				

No.	概念名	定義	人数	%
12	伝えなければ伝わらない（自分から近づける）	自分の意見を伝えることは悪いことではなく，伝えなければ相手にもわからない	4	25
13	周りの意見の取入れ（自分から近づける）	自分流や職務への拘り，行き過ぎた義務感による独走態勢は組織は不向きなため周囲の意見も取り入れようという考え	3	19
14	否定は一通過点（相手を受け入れられる）	自分の提案が否定されても，そこで終わりではなく，その次を話し合ったり考えればいい	3	19
15	'相手に一理'の承認（相手を受け入れられる）	相手の意見や態度の背景にある理由には一理あるという考え	5	31
サブカテゴリー〔仕事はコントロールできる〕				
16	ゆとりも仕事のうち（仕事から距離を取る）	仕事をする上では，ゆとりを設けてプレッシャーを軽減させることが大事であり，また仕事は健康や趣味などと並ぶ人生の構成要素の一つであると捉える考え	2	13
17	とにかくやってみる（仕事に接近する）	事前に上手くいかないと決めつけたり，嫌々こなすのではなく，先ずは前向きに取り組もうという考え	4	25
サブカテゴリー〔実物大の自分を承認できる〕				
18	できなさの受容	できて当然，やれて当然，という束縛やプライドを緩めて，できない自分を正直に認めようとする考え	6	38
19	自分解決より問題解決	自分の失敗や能力の足りなさに捕らわれるのではなく，目の前の問題の解決策を考えることを優先する	3	19
20	減点法より加点法	今できることを少しずつ重ねていけばよいという考え	3	19

No.	概念名	定義	人数	%
カテゴリー3【協調とゆとりによる職務遂行策】			14	88
21	周りとの協力と分担	周囲と協力して問題解決をしたり，責任を分担して一人で抱え込まない	4	25
22	説明付き意思表示	理由を説明したり，伝え方に配慮しながら意思表示する	9	56
23	明確化の要請	曖昧なまま仕事を引き受けるのではなく，不明点は相手に説明を求めて明確化する	3	19
24	距離づくりで余裕づくり	苦手な相手との付き合いや業務負担が増したときには，気持ちの余措を生むために相手や業務から距離を取る	4	25
25	あの手がだめならこの手	問題解決の糸口は1つではない。ある解決策が無効なら，他の解決策を使う	4	25

| 26 | 肯定的気分の発生 | 安心や自信や楽などの肯定的な気分が生じている | 10 | 63 |

No.	概念名	定義	人数	%
カテゴリー4【休職前と同じ】			13	81
27	状況不変なら変化なし	職場のストレス状況が同じなら，気分，考え，行動も変容しない。	3	19
28	自分自身は変わらない	コンプレックスや生真面目さや非主張的な生まれつきの性格は変わらない。	10	63
29	深い傷つきは変わらない	強いストレスによる傷つきは変わらない。	4	25

が出来たことで，対人交流の構えや問題解決に向かう姿勢，思考や気分に対する客観的視点などの〔肯定的変化の実感〕が得られるなど『自己イメージや気分の改善』に影響していた。

　こうした【「復職CBGT」の効果】もあり，今仮に，研究4で語られた同様の〔職場内人間関係のストレス〕や〔仕事の過重と停滞のストレス〕からなる【複合的ストレス状況】に置かれていると想定しても，自分の気持ちを伝えたり相手の立場を理解して，自分から近づいたり相手を受け入れたりすれば〔自分からつながれる〕と考えたり，仕事との距離を上手に近づけたり遠ざけたりすれば〔仕事はコントロールできる〕と考えたり，また，出来なさや失敗したことに拘るよりも，客観的視点に立って，出来ることから問題解決に取り組む意識を持てば〔実物大の自分を承認できる〕と考えることができていた。さらに，〔自分からつながれる〕〔仕事はコントロールできる〕〔実物大の自分を承認できる〕の3要素が相互作用し，【職務統制思考】が生じていた。こうした思考に基づく解決策として，相手に理由を説明しながら意思表示をしたり，一人で責任を背負い込まずに周囲と協働したり，他者や仕事と適度に距離を取り余裕を作ったり，上手くいかない場合は別の複数の手段から選択するなど，【協調とゆとりによる職務遂行策】が挙げられたことで，『辛い気分の減少傾向』が目立つようになり，一部『肯定的な気分の

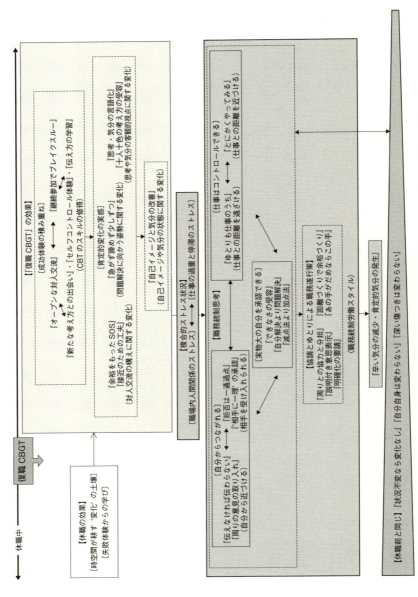

図13 「職場復帰のための集団認知行動療法」参加後の職場ストレスに対する認知/行動のプロセス

発生』に至っていた。一方，職場の状況が変わらない場合，休職前の心理的な傷つきが深い場合，職場ストレスに対処できない原因が元来の自分自身の性格に由来すると考えている場合は，「職場復帰のための集団認知行動療法」の参加を経てもなお【休職前と同じ】で認知は変容しないという対極例もあった。以下に，前述した現象特性及びストーリーラインを踏まえ，結果と考察を示す。

(2) ストレス対処に変容をもたらす背景要因

1) 【「復職CBGT」の効果】

「職場復帰のための集団認知行動療法」に参加した対象者は，『オープンな対人交流』『継続参加でブレイクスルー』『新たな考え方との出会い』『セルフコントロール体験』『伝え方の学習』が相互作用して〔成功体験の積み重ね〕ができたことで，『余裕をもったSOS』『接近のための工夫』などの対人交流に関する変容や，『急がず諦めず少しずつ』などの問題解決に対する変容，『思考・気分の言語化』『十人十色の考え方の受容』などの思考や気分の客観視に関する変容のような〔肯定的変化の実感〕が得られていた。『十人十色の考え方の受容』の定義は，「自分の考えがすべてではないし辛いのは自分だけではない。相手には相手の考え方があるという思考の多様性が受け入れられる。」である。心の奥底の悩みは自分の弱点になるので通常は人に話したがらない。平山（2004）は，「他者が悩みをもちながら生きているという事実が目に入ってきにくい。個人に見えるのは，悩んでいる自己だけである。極端な場合，周囲の人たちの心のなかには何も悩みはないのだと信じ込んでしまうことになりやすい。その結果，自分の悩みはとても他人に理解されないのではないか，悩んでいるのは自分だけではないか，ということが新たな悩みとなりやすい。それが疎外感と苦しみの悪循環を引き起こす。グループ体験を通して，程度の差こそあれ，他人もそれぞれ悩みを抱いて生きていること，そういう人は想像以上に多いということに気づくことにな

る。」また,「グループ・アプローチでは,日常生活場面ではなかなか聞くことができないような他者の内的経験を聞くことで,他者の行動についての理解が深まったり,自分と似た問題や状況を抱えている他のメンバーの対処方法を取り入れる機会にもなりやすい。」との旨を述べている。このように,辛いのは自分だけではなく他者も同じであることや,自分とは異なる考えがあることを知ることで,『自己イメージと気分の改善』のような変容が促されており,これらが【「復職 CBGT」の効果】として語られた。

〔成功体験の積み重ね〕に含まれる『オープンな対人交流』では,以下の例にある語りのように,メンバーの入れ替えのないクローズドグループは凝集性が得られやすいといわれており(横山,2011),本研究のグループでも皆と分かち合ったり承認したり楽しんだりしながら,コミュニケーションスキルを学んだことで,自分をオープンにできるという成功体験が得られている。

「認知(行動)療法を,うーん,まあ受けてみて,そうか,こういうふうにして自分で抱え込まないでやってみてもいいんだなという,思いは出るようになりました。(中略)自分をもっと表現できるのかなと。受け止め方も,自分で抱え込むのではなくってもっとオープンというか,それはできそうな気はしましたけども。(Pt1)」

「プログラムを受けてから,口に出したり,人の話を,似たようなというか,聞いたりしてるうちに,時間が流れ出したっていうか,遠い過去のような,感じになりましたね。それまでは何て言うかな,消化されないままずっと頭の中に残ってる感じがあったんですけど,プログラムを受けてからは,そういえばそんなこともあったなみたいな。なんか,結構昔のことになりましたね。流れ出したという,動き出したっていうか。それはなんかすごい変わりましたね。(Pt13)」

「例えば自分が言ったことに対して,同意を得られることがあったのも,やっぱりみんなそういうことを考えているんだなという気持ちになって。それは一人では分からないことなのでよかったなと思いますね。同意してもらったり意見をし

第 3 章　うつ病休職者の職場ストレス処理に関わる認知及び行動のプロセス（質的研究）　143

　　てもらったりして。それでいろいろ助かったり，今は病気なんだからしょうがな
　　いんだなとか，言ってくださったりしたので。いろいろ意見をいただいたので，
　　それはとてもよかったと思います。（Pt7）」

　『継続参加でブレイクスルー』では，初めは困難を感じても，参加回数を重ねながら理解が進んだり，参加者との一体感や安心感や自信が得られるなど，継続参加することから得られる効果について語られていた。田島ら（2010a）による，職場復帰を目的とした CBGT 参加者のセッションごとの抑うつ症状の変化についての調査でも，「セッション回数が進むにつれて得点が低下し，5 回目，6 回目のセッションでは有意に得点が低下した」と報告されている。『オープンな対人交流』を図ることで『継続参加でブレイクスルー』し，反対に，『継続参加でブレイクスルー』する過程そのものが，『オープンな対人交流』に至っていた。

　　「最初は緊張をやっぱりね，知らない人と会うのでね。最後の 2 回くらいは結構，
　　3 回くらいかな，来ても安心してというか。（Pt1）」

　　「1 回目初日は発言を求められたんですけど何も言えなかったんですね。それが
　　ものすごく自分の中で嫌になってしまって。言えなかったことに嫌悪感というか。
　　集団認知行動療法が嫌になってしまったんですけれども，2 回目か 3 回目かどっ
　　ちか忘れちゃったんですけど，たまたま僕の自動思考記録表を基に皆さんで話し
　　合ってみましょうということがあって。そのときに自分の言ったことに対してい
　　ろいろみんなが意見を言ってくれたり，そんなに深く無理して考えなくてもいい
　　んじゃないのかなとか言ってくれたりして。そういう意見をくれたのがとても多
　　くて。そのときに，ああ通っててよかったなと思って。とにかく途中で辞めたら
　　いけないなと思って。（Pt7）」

　『新たな考え方との出会い』『セルフコントロール体験』『伝え方の学習』は，認知面へのアプローチ，行動面へのアプローチ，コミュニケーション面

へのアプローチに該当し，「認知行動療法」の心理療法本来の効果といえる。Bieling et al.（2009）は，「認知行動療法グループの中で，"プロセス"と"技法"を区別していく。後者は一般的に学習の道具や戦略と理解されているものを指し，それによって患者は自分たちの疾患について教育を受け，あるいは自分たちの行動，思考や感情，そしてこの認知―行動システムを変容させるためにデザインされた戦略を検証するように教えられるのである。我々は"プロセス"をグループメンバーの間，そしてメンバーとリーダーの間の対人関係上の相互作用と定義する。」と記載している。『新たな考え方との出会い』『セルフコントロール体験』『伝え方の学習』は，それぞれ認知面，行動面，コミュニケーション面のスキルに関連しており，Bielingらの定義するCBTの心理療法本来の"技法"が集団療法の枠組みにおいてもある程度習得されたといえる。さらに『オープンな対人交流』は集団療法の効果，つまり"プロセス"内で生じた効果であると考えられる。したがって本プログラムにおける成功体験は，CBTの効果，集団の効果，継続参加できる環境の効果の3本柱が相互作用することで積み重ねられていることが示された。

〔肯定的変化の実感〕では，『余裕をもったSOS』のように，今後は適切な表現で気持ちや考えを伝えると語っている。

> 「自分の思っていることを言うときに，まず現在の状況を言って，それに感じたことを言って。それに対して提案してみたり違う提案を出してみたりという，そういう段取りを踏んだ言い方というのを試してみようかなというふうに思いますね。（Pt7）」

同様に，『急がず諦めず少しずつ』では，のように，行動面の肯定的な変容を感じている。

> 「今回のプログラムをやっていく中で，やっぱり無理はあんまりしちゃいけない

第 3 章　うつ病休職者の職場ストレス処理に関わる認知及び行動のプロセス（質的研究）　145

と。アクションプランについて学んでいるときに，いきなり人生の大目標ではなくて，できるところからはじめてみましょうという話があったと思うんですけども，会社でも，自分の立場とかそういうことを考える前に，まずはできることをやろうっていうことで，ちょっと気持ちが楽になったんですね。(Pt3)」

「認知行動療法になってくると思うのですけれども，自分がやってきたということを思い出して，絶対糸口が，解決の糸口があるのだということがわかっているというか信じているので，寝込むというよりも，前向きに考えられるように，はい，考えると思います。(Pt16)」

　プログラム参加によるこれらの肯定的変容は，『自己イメージと気分の改善』のように，自分自身の印象や気分の肯定的変容を生じさせていた。

(3) スキルの応用と自己受容による職場ストレスの統制
1)【複合的ストレス状況】
　研究 6 においては，研究 4 において想起してもらった，休職前に体験した職場ストレス状況についてのデータをそのまま対象者に提示した。【複合的ストレス状況】のプロセスについては研究 4 参照。
2)【職務統制思考】
　「復職 CBGT」に参加した対象者は，『伝えなければ伝わらない』『周りの意見の取り入れ』のように自分から他者に接近する認知や，『拒否は一通過点』『'相手に一理'の承認』のように他者を受け入れようとする認知が相互作用し，〔自分からつながれる〕と考えるようになっていた。また，『ゆとりも仕事のうち』のように仕事との距離を適度に遠ざけようとする認知や，『とにかくやってみる』のように仕事との距離を適度に近づける認知とが相互作用し，〔仕事はコントロールできる〕と考えるようになっていた。さらに，『できなさの受容』『自分解決より問題解決』『減点法より加点法』のように〔実物大の自分を承認できる〕と考えるようになっていた。『できなさ

の受容』の定義は,「できて当然,やれて当然,という束縛やプライドを緩めて,できない自分を正直に認めようとする考え」である。平山(2004)は,「本当の自分を知ったら,人は相手にしてくれなくなるのではないか―そうした不安を引き起こす自己の経験に触れること,そして自己のなかに受容することは誰にとっても,心を揺さぶられる体験とならざるを得ない。」と述べており,グループの参加を通して重要な認知の変容が得られているといえる。〔自分からつながれる〕〔仕事はコントロールできる〕〔実物大の自分を承認できる〕は相互作用することで,【職務統制思考】を構成していた。

〔自分からつながれる〕の『伝えなければ伝わらない』については,相手に対して自己表現し,同時に『拒否は一通過点』では,相手から断られることを過度に深刻に受け止めすぎないという考えが生じている。

> 『伝えなければ伝わらない』「コミュニケーションをやはり取らないと。一方的に自分で思い込んでやるよりも,いくつかアイデア出して,中から選んでもらうなり,向こうのアイデアも聞くなりして。ただ単に自分が無理だとか駄目だとかきついとかって言っても,やっぱりいつまでたってもかみ合わないと思いますので。そういうふうに話していけばどっかで多分折り合いがついてくると思うので。その状況状況に応じてやっていって,あんまり無理なようだったら,また再度話をしてみるっていうふうにしたいと思います。(Pt11)」

> 『拒否は一通過点』「別に断わられたとしても,それは向こうの考えかたがあるのだという状況もあるだろうし。だから,それは支障は無いとして,自分がそのときに,一緒に食べたいなと思ったら,声をかけていくことは出来そうなのですよ。(Pt16)」

また,〔仕事はコントロールできる〕の『ゆとりも仕事のうち』については,仕事をする上で,ゆとりを設けてプレッシャーを軽減させることが大事であると捉えており,同時に,『とにかくやってみる』では,事前に上手く

いかないと決めつけたり嫌々こなすのではなく，先ずは前向きに取り組もうという考えが生じている。

> 『ゆとりも仕事のうち』「それ以前のようにはとてもー，同じようにはできないような気がしますね。うん。とてもできないので，もっと休みを取って，十分休んで，無理がないように，したい，って思いますね。(中略) 休めるときはもっと休んで。ええ，疲れたときは，うん，疲れたのでちょっと休ませてくださいって相談しようと思いますね。(Pt6)」

> 『とにかくやってみる』「やってみてそれからの結果を求めるほうがよりいいかなとは思うようにはなってきたんですけど。(Pt16)」

> 「やったことがないのにできるわけがないという，決め付けみたいなことはちょっと，少し改善されているのではないかと思います。あの，まあ，やってみようかなと。(Pt3)」

さらに，〔実物大の自分を承認できる〕の『できなさを認める』は，定義したように，「できて当然，やれて当然，という束縛やプライドを緩めて，できない自分を正直に認めようとする考え」である。

> 「スキルがないのは事実として受け止めてですね，今自分の持っているスキルでどのくらいの仕事ができるかとか，あとは新しいことをやりながら覚えられる，まあ実際の仕事をすることで勉強になるというふうに考えながら，やっていけるかなというふうに，今はちょっと変わっていきました。(Pt3)」

また，以下のPt11の例に見られるように，『できなさの受容』すなわち，〔実物大の自分を承認できる〕と，「頼ってもいい」，つまり〔自分からつながれる〕と考えられるようになるという適応的な思考の相互作用が生じていた。したがって，他者とつながれる，〔仕事はコントロールできる〕，〔実物

大の自分を承認できる〕という思考は，職場のストレス状況を統制する上で重要な要素であることが示された。

> 「私もできないことはできないんだっていうふうに自分のできないことを認めて，で，それについては上司に，例えば相談，話をするとか，何なりかんなりの。（中略）一番はとにかくできないことを認めるのが嫌だったんですね。今思ってみれば，何か言ってものらりくらりかわされて，それで仕事が増えることももちろん嫌だったんだけども，そのときは気付いてなかったんですが，やっぱり自分ができないっていうことを認めるのも多分嫌だったんだろうなと思います。（中略）（できないことがあると認めることによってご気分は？）はい，気分が楽になりました。だから，人にももっと頼ってもいいんだっていう。(Pt11)」

3) 【協調とゆとりによる職務遂行策】

【職務統制思考】により生じる解決策として，『周りとの協力と分担』『説明付きで意思表示』『明確化の要請』『距離づくりで余裕づくり』『あの手がだめならこの手』からなる【協調とゆとりによる職務遂行策】が挙げられていた。

『周りとの協力と分担』の具体例においては，一人で抱え込まずに周囲と協働するという解決策が挙げられている。

> 「かなりボリューム的には増えていましたから。だから消化不良を起こしていたというのがあるんですけれど，それを少し部下に振り分けるじゃないですけど，そういうふうにできたらなという思いはあります。(Pt1)」

『説明付きで意思表示』では，相手の理由を聞いたり自分の理由を説明し，伝え方に配慮しながら意思表示するという解決策が挙がっている。

> 「今までは，あの，何でもこう，頼まれちゃうと，断ることができない性格だったので。で，やっぱり自分にも限界があるので，それを超えちゃうときには，変

な言い方じゃなくて，アサーションのとった，アサーションの言い方で意思表示をきちんとして，無理なものは無理と言って，それをこう，柔らかく上司に話をすることができるのではないかなと。(Pt5)」

さらに，『明確化の要請』では，曖昧なまま仕事を引き受けるのではなく，不明な点は相手に説明を求めて明確化するという解決策が挙げられていた。

「今だったら，そうですね。(具体的な内容が分からない仕事については) 明確になるようまず努力しますね。自分で考えるのと，上司に相談するという。うん。以前はそのまま進めてました。(Pt10)」

このようなプロセス，つまり，【「復職 CBGT」参加後の効果】を背景に，【複合的ストレス状況】に遭遇しても，【職務統制思考】によって【協調とゆとりによる職務遂行策】が挙げられた結果，『辛い気分の減少』のみならず，安心や自信などの『肯定的な気分の発生』が生じていた。

「最初は，言われたときはやっぱり同じように不安だったりすると思うんですけど，それを回避するように努力すれば多少，安心感も出てくると思いますね。(Pt10)」

「最初は多分，不安でしょうね，きっと。この人に―ほんとに務まるのかどうか。彼に仕事をちょっと回し過ぎじゃないのかとか，きっとそういう―のは。けども，うまく回ると，あ，自分でもできたという自信につながるかなあと思いますけどね。(Pt15)」

うつ病の労働者の場合には，症状や休職してしまったことによる自信の喪失や自尊心の低下が見られるため，一般的に必要とされている維持期の復職準備としての「振り返り」と「今後の検討」に加え，休職中に「スキルや対人交流などの各側面から成功体験を重ねる」ことが安心や自信などの気分の

改善及び自尊心の回復のために重要であることが本研究の結果から示唆された。集団という設定の中で，自分の認知の幅が広がるというだけではなく，他のメンバーも皆大なり小なり認知が歪んでいることがわかることで安心感が生まれ，さらに，専門家による理論に則った講義を受けることで，誤ったことはしていないという安心感が生まれるといった，二重の安心感が得られることが考えられた。

　また，本プログラムでは，休職前の職場ストレスをテーマに振り返りや今後の対策を行うセッションは設けられていなかったが，介入後の半構造化面接では，対象者が経験したそれぞれの職場のストレス状況に対して，捉え方の変容や解決策が挙げられていることから，学習したスキルが般化されていることがわかった。

(4) ストレス対処の変容を阻む背景要因

　【休職の作用】と【「復職CBGT」の効果】を背景にして，【職務統制思考】から【強調とゆとりによる職務遂行策】が生じ，『辛い気分の減少』や『肯定的気分の発生』につながるプロセスが見られた一方で，研究5において見られた『状況不変なら変化なし』『自分自身は変わらない』『深い傷つきは変わらない』『状況不変なら再休職かも』などの【休職前と同じ】という対極的な認知も依然存在しており，休職や短期間の集団認知行動療法では改善が難しいケースがあることがわかった。ただし，改善しないことの背景には，個人の力では解決が困難な問題が職場側に実際存在している場合なども考えられる。しかし，『状況不変なら再休職かも』については，介入前にあった4ケースの具体例が1ケースに減少し概念として成立しない程度であり，「復職CBGT」への参加後は，不安を伴う再休職の可能性への意識が低下していたことがわかった。

第5節 「職場復帰のための集団認知行動療法」プログラムへの要望―既存のプログラムにおける改善点の検討―（補足調査）

　NTT東日本関東病院において「復職CBGT」に参加した対象者から，今後プログラムを改善する際の参考にするため，要望を聴取した。実施は最終セッション時及び参加後の半構造化面接時であり，対象者16名中14名から29件の要望および提案に関する意見が得られた（図14）。結果を以下に示す。

1　「職場復帰のための集団認知行動療法」プログラムへの要望・提案

(1)　グループディスカッション

　グループディスカッションの時間を増やしたいという要望が7件あった。理由は，交流のきっかけが掴める，周りの意見を参考にできる，いろいろな

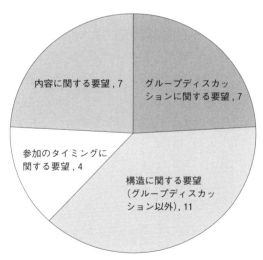

図14　「復職CBGT」への要望・提案

認知や問題解決のパターンを体験できる，などであり，セッションの回数や1セッションの時間を増やしたらどうか，各自で資料を予習して講義の時間を減らしてはどうか等の提案があった。

(2) 構造（グループディスカッション以外）
　上記以外のプログラムの構造に対する要望が11件あった。個人の進度に対応してほしい，アサーショントレーニングをプログラムの前半で行いたい，学習のボリュームを抑えてほしい，知識の定着や習慣化のためにフォローアップセッションを行ってほしい等があった。

(3) 参加のタイミング
　「復職CBGT」参加のタイミングは治療初期よりも後期の方が良いという意見が4件あった。理由は治療初期段階においては長年かけて形成された性格の癖に取り組む気持ちになれない，他人のネガティブな発言に影響されやすい，自ら考え実行しなければならず受け身的ではいられない治療法，論理的な枠組みに沿って考えることが難しい等であった。

(4) 内容・テーマ
　プログラムで扱う内容・テーマに関する要望は7件あった。CBTの基礎書籍と同じではなく，例えばトラウマ的なテーマを共有して解消するなどより深く突っ込んだ内容を期待していた，内容が仕事と結びついておらず職場でどう活かせるかが分からなかった，実際は復職後でないとスキルが応用できるかは分からない，認知面のアプローチは理解できるが取り入れることが難しいと感じた，健常者の考えも含めいろいろなパターンで考えることで認知の柔軟性を定着させたかった等であった。

2 「職場復帰のための集団認知行動療法」プログラムの改善のための検討事項

前述の対象者からの要望，提案，意見を参考に，プログラムの改善に向けて以下の点について検討する必要があると考えた。

・テキストの内容はホームワークで予習を促すなど，講義では要点を説明するに留め，個人ワークやグループディスカッションをメインにしたプログラムにするかを検討する。
・1セッションの時間延長またはセッション回数の増加，フォローアップセッションの追加，RAP（職場復帰援助プログラム）との連続性を検討する。
・参加における心身の負担について経験者の感想を紹介しながら事前に説明し，全回参加可能なまでに症状が回復していない場合は次回参加の選択も提案する。
・CBTの基礎的な内容に加え，職場ストレスに関するディスカッションを盛り込むなど，復職への橋渡しとしてより実践的な内容になるよう検討する。
・押しつけにならないよう十分に配慮しつつもスタッフなどの意見も織り交ぜられるかを検討する。

　グループディスカッションの時間を増やしてほしいという要望がある一方で，個別のテーマを深くあつかってほしいという要望は，講義の時間を減らすか，セッションの時間あるいは回数を増やさない限りは両立させることは難しい面がある。また，テキストはホームワークで読むなどして講義の時間を縮小しグループディスカッションを増やしたいのような要望と，学習のボリュームを抑えてほしいという要望は矛盾している。さらに，スタッフのマンパワーや院内施設の利用条件の制限などの問題もある。こうした各要望や物理的な制約の中でバランスを考慮しながら，今後，より効果的な再発・再休職予防及び就労継続のための集団認知行動療法のプログラム開発を行う必要がある。

第6節　休職前から「職場復帰のための集団認知行動療法」介入後までの職場ストレス処理過程の変容
　　　　'《自己完結的労働スタイル》の緩和'（質的研究まとめ）

1　目的

　研究4，5，6においては，休職前のストレス状況に対する対処方略について，休職前（研究4），休職中（研究5）及び「復職CBGT」参加後（研究6）のそれぞれの段階でのプロセスについて質的に検討してきた。
　ここでは，各段階におけるプロセスを比較しながら，ストレス対処における，認知及び行動の変容プロセスの全体像と，変容に影響を与えている要因について考察する。

2　結果・考察

　休職前から「復職CBGT」参加後までのデータを総合した結果，最終的には，74の概念，14のサブカテゴリー，13のカテゴリーが得られた（研究4，5，6参照）。うつ病で休職に至った労働者の，休職前，休職中，「復職CBGT」の参加後に至る全過程における職場ストレスに対する認知，行動のストレス対処の変容の現象特性として，「休職前のうつ病労働者に見られた職場ストレスに対する《自己完結的労働スタイル》が，休職や「復職CBGT」への参加で緩和し気分が改善していくプロセス」が見られた。（図15．【　】カテゴリー，〔　〕サブカテゴリー，『　』概念）
　「自己完結」とは，実用日本語表現辞典によると「何かの物事について，自分自身の中だけで納得したり決着したりしているさま。周りの人からするとまだ決着していないのに，独りよがりに決着しているといった意味合いで否定的に用いられることもある」とされており，本論文においても同義に用

第 3 章　うつ病休職者の職場ストレス処理に関わる認知及び行動のプロセス（質的研究）　155

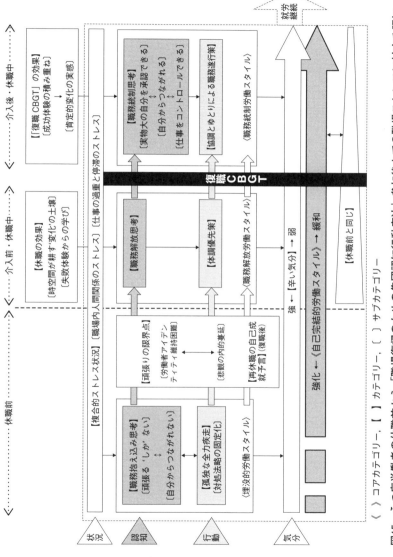

図15　うつ病労働者の休職前から「職場復帰のための集団認知行動療法」参加後までの職場ストレスに対する認知，行動の変容のプロセス

いる。

(1) ストーリーライン

　うつ病で休職に至った企業従業員の職場ストレス処理の在り方は，休職前（第一段階）から休職中（第二段階），さらに休職中に参加した「復職 CBGT」後（第三段階）に至る経過の中で以下のようなプロセスが生じていた。

　第一段階（休職前）においては，〔職場内人間関係のストレス〕や〔仕事の過重と停滞のストレス〕などの【複合的ストレス状況】という強いストレス状態を認識しながらもなお，〔自分からはつながれない〕〔頑張る'しか'ない〕のような【職務抱え込み思考】に基づき【孤独な全力疾走】をするという労働スタイルに埋没し，極度に疲弊していく悪循環が生じていた。『圧倒的に辛い気分』が増大する中で【頑張りの限界点】に達すると，〔労働者アイデンティティの維持困難〕や〔悲観の内的蔓延〕が生じて埋没的労働スタイルは崩壊し，その後，『警報レベルのうつ症状』『疾病受容の抵抗感』を抱えながら『こじれてからの休職』に至っていた。複数回休職者の中には，復職後に【再休職の自己成就予言】を伴いつつ『早めの再休職』に至る者もいた。

　第二段階（休職開始後）においては，職場から離れたことで，〔時空間が耕す'変化'の土壌〕によるゆとりや〔失敗体験からの学び〕などの【休職の効果】が得られていた。こうした休職の効果により，仮に研究 4 において語られた休職前と同様の【複合的ストレス状況】に置かれているとした場合でも，とにかくストレスを抱え込まないことが大事であるとする【職務解放思考】が生じ，【体調優先策】を選択するなど，職場ストレスから脱却する方法を模索していた。

　第三段階（「職場復帰のための集団認知行動療法」参加後）においては，直前に「職場復帰のための集団認知行動療法」に参加したことで，休職の効果に加え，〔成功体験の積み重ね〕や〔肯定的変化の実感〕などの【「復職 CBGT」

第3章　うつ病休職者の職場ストレス処理に関わる認知及び行動のプロセス（質的研究）　157

の効果】が得られていた。仮に，研究4において語られた休職前の【複合的ストレス状況】に置かれていると想定した場合でも，〔自分からつながれる〕〔仕事はコントロールできる〕〔実物大の自分を承認できる〕と考え，これらが相互作用する【職務統制思考】が生じていた。こうした思考に基づいた解決策として，【協調とゆとりによる職務遂行策】が挙げられるなど，職場ストレスを統制できる見通しがもてるようになっていた。さらに第二段階で概念になっていた『状況不変なら再休職かも』は第三段階では具体例が1つのみであり，概念として成立しなかった。

　第二，第三段階においては，休職期間や「復職CBGT」参加を経てもなお【休職前と同じ】で認知は変化しないという対極例もあったものの，第一段階から第二段階，第三段階へと進む中，職場ストレスに対して自分の中だけで納得したり決着したりしようとする認知及び行動の傾向，つまり，《自己完結的労働スタイル》は緩和方向へと変容し，それに伴い，『圧倒的に辛い気分』は減少し，『肯定的な気分』が加わるという【辛い気分】の減少が起きていた。《自己完結的労働スタイル》と【辛い気分】は相互に影響しており，'《自己完結的労働スタイル》の緩和'の程度は，うつ病休職者の労働者アイデンティティの再構築のプロセスにおける重要な指標になることが示唆された。
＊各段階におけるストーリーラインは，研究ごとに詳述した。

⑵　認知・行動の変容及び影響要因との関係
　休職前は〈埋没的労働スタイル〉が示されたように，組織にいながら他者と連携することのない，言わば「自分一人で抱え込む」という極端な労働スタイルで職務にあたり体調を崩していた。その後，休職制度を利用することで，ストレスの脱却を模索し，「自分一人が抱え込む」ことをとにかく拒否するという，休職前の認知と正反対のストレス対処の立て直し策を重視することで辛い気分が軽減し始めている。しかし，'完全に抱え込む'も'絶対

に抱え込まない'も極端な労働スタイルという点は共通しているともいえる。この時期には，多少，相手との相互作用に対する認識も生まれているが，まだ模索段階であるために確証が得られていない。その後，「復職CBGT」に継続的に参加することでスキルを獲得したり応用したりしながら自己理解や他者理解が深まっている。その中で，自ら相手に接近したり，相手の自分に対する態度を柔軟に受け止めることが可能となり，さらに仕事を統制していくイメージも持て自信が生じることで，相手と交流しようとする態度や，組織に参加しようとする態度が築かれている。

　例えば，曖昧で矛盾した指示等による『仕事のはかどらなさ』というストレス状況に対して，休職前の〈埋没的労働スタイル〉では，『コミュニケーション回避』などの対処行動を取っていたが，「復職CBGT」参加後の〈職務統制労働スタイル〉では，『明確化の要請』などの解決策が案出されており，ストレス対処行動に変容が生じていた。こうした変容の生起には，プログラムへの参加による〔成功体験の積み重ね〕や〔肯定的の実感〕などが貢献したと考えられる。

　さらに，プログラム参加前の〈職務解放労働スタイル〉では，【体調優先策】として，妥協などの納得のいかない感情を抱えながら『要求水準の下方修正』という解決策を案出しているが，「復職CBGT」参加後の〈職務統制労働スタイル〉では，『距離づくりで余裕づくり』などのように，適度にブレーキをかける重要性を認識した上での解決策が案出できている。

　このように，休職中は，休職前の労働スタイルにおける失敗体験からの学びにより，ストレスを抱え込まないためにしてはいけないことは具体的にイメージできるが，どのようにしたらストレスを乗り越えたり対処できるかが曖昧のようであった。CBGTプログラム参加後は，CBTのスキルの学習やトレーニング及び対人交流により成功体験を積み重ねたことで，復職後のストレス状況で対処できることが実感を伴い理解できたことが自信やポジティブな気分につながっている。

休職制度の利用も「復職CBGT」への参加も共に職場ストレスに対する対策であるといえる。休職は，職場ストレスからの物理的・時間的距離が離れることによる冷静さや余裕をもたらし，結果的に認知の変容も生みだしていた。しかし，距離により生じていた認知の変容は，復職して再度職場ストレスとの距離が縮小した場合には認知の偏りが戻る可能性もあり，ここでの変容は消極的変容といえる。一方，休職中にプログラムに参加してスキルを身に着けることにより生じた認知の変容は，復職後も活用することが可能であり積極的な変容といえる。さらに，休職は静養の環境を確保する意味でも重要な制度ではあるものの，基本的には再発した後でなければ活用することのできない対策である。しかし，CBGTで学んだスキルは再発前から予防的に職場で活用することのできる対策であり，休職中のCBGT参加等によるスキルの獲得は重要であるといえる。

　本研究の結果に見られる変容のプロセスを促すための支援を強化すると同時に，変容しない側面にどのような支援が可能かを検討していく必要があると思われる。

第4章 「職場復帰のための集団認知行動療法」プログラムの介入評価（量的研究〔Ⅱ〕）

第1節 抑うつ症状からみた「職場復帰のための集団認知行動療法」の介入評価（研究7）

1 目的

　研究5及び6においては，「復職CBGT」介入の前後での認知，行動の変容が認められ，研究4から6までの全体を概観した質的研究まとめにおいては，'《自己完結的な労働スタイル》の緩和' のプロセスが中心的な概念として抽出された。第3章では，これらの変容の背景には，休職の取得と共に，「復職CBGT」の参加による効果も寄与していたと考察した。

　松永ら（2007）はうつ病に対するCBGTについて，「①個人CBTと同等かそれ以上の効果が確認されており，②単独で用いても，薬物療法と併用しても，抑うつ症状の改善に有効であることが報告されていた」と述べている。そこで本研究においては，研究5，6の対象者が，「復職CBGT」介入後に語られた質的データの変容と同様に，統計的にも改善が見られたかについて抑うつ症状の側面から検討することを目的とした。

2 方法

(1) 対象者

　1） 対象者の選択

　　研究機関倫理審査会の承認後，医療機関への研究協力依頼と共に，ホーム

ページにて協力の呼びかけを行った(資料1)。問合せがあった者に調査説明を行った後,基準に合致する対象者のうち同意が得られた16名を研究対象者とした(資料2)。

2) 対象者の基準

適応基準は,年齢18〜55歳,「気分障害」の診断を有していると自己申告があり,経営者を除く労働者で企業組織に在籍し,職場復帰を目指し通院中の者。退職者,希死念慮が顕著な者,器質因や認知機能障害を認める者,物質関連障害や摂食障害を認める者,重度の身体合併症があり継続参加が困難な者は対象から外した(資料3)。

3) 対象者の概要

対象となる患者(以下,Pt)の年齢は32〜54歳,性別は男性13名,女性3名。臨床関連データは,再発回数1回または2回,事前のアンケート調査時BDI-II (Beck Depression Inventory II) 9〜42点。就労・休職関連データは,仕事内容は管理職2名,事務職6名,専門職7名,技術職1名,勤務年数は3.5〜35年,休職前の残業時間は0〜100時間,休職期間3〜26か月,休職回数は1〜6回であった(表17)。

なお,対象者は第3章の質的研究と同様である。

(2) 介入形態

研究6のプログラムと同様である(資料8)。

(3) データ収集方法

抑うつ症状の測定には,Beck Depression Inventry (BDI-II) を用いた。BDI-IIは,Beck et al. (1987) が開発した21項目,4件法からなる自記式質問紙の日本語版 (Kojima et al., 2002) である。

研究5及び6と各同日のインタビュー調査実施前にBDI-IIを手渡して外

第4章 「職場復帰のための集団認知行動療法」プログラムの介入評価（量的研究〔Ⅱ〕）　163

来の待合室にて記載してもらいその場で回収した。

(4) データ解析方法

「復職CBGT」参加前と参加後のBDI-Ⅱの得点の比較は，対応のあるデータであり，標本サイズが小さく正規分布が保たれていないことを鑑み，ノンパラメトリック検定であるwilcoxonの符号付き順位検定を実施した。検定には，SPSS 21を使用，有意水準は両側検定で5％とした。

3　結果

対象者の「復職CBGT」参加後の抑うつ症状を，BDI-Ⅱを用いて参加前と比較した（図16）。

参加前は，重症4人（25％），中等症5人（31％），軽症2人（13％），極軽症5（31％）で中等症以上が56％であったが，2か月後の終了後には，重症1人（6％），中等症1人（6％），軽症7人（44％），極軽症7人（44％）で，軽症以下が88％になり，顕著な改善を示した。

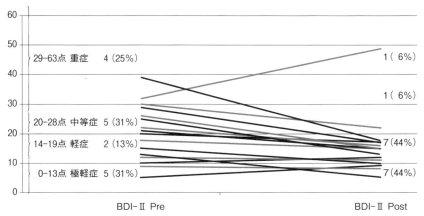

図16　「職場復帰のための集団認知行動療法」参加前後の対象者のBDI-Ⅱの推移

表23 CBGTプログラム参加前後のBDI-Ⅱ得点の比較 (n=16)

	pre		post		Z	p
	平均	標準偏差	平均	標準偏差		
BDI-Ⅱ	20.38	9.44	15.50	9.85	-2.330	0.017

参加前の平均値は20.38 (SD=9.44),参加後の平均値は15.50 (SD=9.85) であった。wilcoxonの符号付き順位検定を行ったところ,両者の差は有意であった (Z= -2.330 p=0.017)(表23)。解析結果から,参加前（中等度の抑うつ状態）と比較して,参加後（軽度の抑うつ状態）の抑うつ状態は改善したといえる。

4 考察

職場復帰を目指して休職している労働者は,社会機能の回復が非常に重要であるが（田上ら,2012b）,抑うつ症状が十分に回復していない場合には,社会機能の回復も遅れ,両者は相互に悪循環することで復職が先延ばしになる可能性がある。「復職CBGT」の参加後に,対象者の抑うつ症状が中等度から軽度に改善していたことは,全8回のプログラムを通して,自らの認知に気づいたり,問題解決に取り組んだり,グループでディスカッションを行ったことが症状の改善に寄与したことが量的データの側面からも示されたといえる。

さらに,BDI-Ⅱの参加前後の推移において,参加前に重傷を呈していた対象者は25％であったが,参加後に6％になるなど約1/4に減少しており,中等度の対象者も前後で約1/5に減少するなど,中等度以上の症状であっても参加することで抑うつ症状が軽減されていた。また,参加前に軽症であった13％の対象者は,参加後に44％と約3倍になっていた。極軽症の対象者は増減がほとんどなく,参加後も軽症度を維持していた。本研究は,効果の有無を明確にするための対照群を設けた研究デザインによるものではないが,

プログラム参加前よりも，参加後に抑うつ症状が改善されたことは示された。
　プログラムには複数の要素が含まれているため（認知面への介入，行動面への介入，対人関係面への介入，集団力動など），有効であった要素の特定が統計的に検討できない点については，第3章において効果に関するプロセスを質的側面から明らかにした。

第 5 章　総合考察

　本論文においては，企業組織に在籍し職場復帰を目指しているうつ病休職中の従業員を対象に，職場のストレス要因とストレス対処の変容のプロセスを明らかにした。ストレスのない職場は皆無といってよく，私たちは日ごろから大小のストレスに曝されながら労働している。その中で，誰もが自分自身を責めたり自信が揺らいだりするような失敗や他者を不満に思うような理不尽さを経験したことがあるのではないだろうか。そうした経験を振り返ってみると，私たちはほぼ自然のうちに冷静に状況を見つめ，必要に応じて周囲に支援や協力を求めて心理的なバランスを立て直したり問題を解決したりしている。

　うつ病の発症には個人内外の要因が影響するが，当事者の要因に焦点を当てると，本論文の対象者のストレス処理過程では，健常者以上に仕事を一人で過度に抱え込むなどの対処スキルにより，労働者としてのアイデンティティが崩壊してうつ病を発症し，休職に至っていた。

　精神病理では，病理と健常を異なるものとして理解し，その差異性に着目して治療を進める。しかしCBTでは，逆に病理と健常の同一性に着目して治療を進める，いわゆる常識（コモンセンス）に基づくアプローチであり（Wright et al., 2009　古川監訳　木下善弘・木下久慈訳 2010），対処スキルを学び直すことを支援する。前述した，職場ストレス処理における健常者と共通の部分を基本としながら対処スキルの不足を学習により補うことで再発や再休職のリスクの低減を目指す。

　本論文においては，うつ病で休職に至った労働者の心理的側面，特に認知及び対処行動に焦点を当てて，当事者の語りから職場ストレスとの関連を検討し，再発・再休職予防の心理的支援のための示唆を得ることを目的とした。

目的に照らして立てた第1のリサーチクエスチョンである，うつ病に罹患した労働者は休職前にどのような職場ストレスを体験し，認知及び対処行動の観点においてどのようなプロセスでストレスを処理しているか，第2のリサーチクエスチョンである，うつ病に罹患した労働者は休職及び「職場復帰のための集団認知行動療法」を経験し，職場ストレスに対する認知及び対処行動のプロセスがどのように変容するか，に基づいた研究を本論文の中心に位置づけた。同時に，複数回休職者の復職後の職場ストレスについても初回休職者と比較して検証した。

　本章の第1節で7つの研究の概要を研究ごとに示した後，第2節では本論文の第1のリサーチクエスチョンについて考察し，第3節で第2のリサーチクエスチョンについて考察する。第2節及び第3節においては量的研究及び質的研究から得られた結果を，混合研究法の収斂的デザインに従い横断的に考察する。第4節では本論文の新しさと意義について述べ，第5節で今後の展望について触れ，最後に第6節で本論文の限界と課題について述べる。

第1節　各研究の概要

1　うつ病再休職者における職場ストレス要因の検討
　　―初回休職者との比較調査―（量的研究〔Ⅰ〕）

　復職後の再適応を目指す過程において適切なストレス対処がなされない場合は再発や再休職が繰り返されることも考えられる。量的研究〔Ⅰ〕（研究1～3）では，再休職者30名の休職前のストレス要因を初回休職者27名との比較にて検討した。

⑴ **生活場面における主観的ストレスの初回休職者と複数回休職者の比較（研究1）**

目的：本論文においてはストレス場面を職場に限定して量的，質的側面から検討を加えることを目的としているが，日常生活においてストレスが生起する場面は，職場以外に家庭内やその他個々人が関わる社会に複数存在する。したがって以降の研究の初めに，職場や仕事に関連するストレスが，他の生活場面に関するストレスより強かったかについてレトロスペクティブに検証し，職場ストレスを対象に調査することが妥当であるかを確かめる必要があると考えた。そこで本研究においては複数回休職者が想起する，前復職後から現休職までの復職期間の職場・仕事における主観的ストレスの強さは，職場・仕事以外の生活場面（家庭・家族，その他）における主観的ストレスよりも強かったかを検討した。さらに，複数回休職者と初回休職者とでは，休職前の各生活場面間のストレスの強さが異なるかを比較し検討した。

方法：気分障害の診断で休職中の労働者に，主観的ストレスを測定するオリジナル質問紙を実施した。

結果：分散分析の結果，休職回数（初回・複数回）の主効果は有意ではなく，休職回数と生活場面の交互作用も有意でなかった。他方，生活場面の主効果は5％水準で有意であった。Bonferroniを用いた多重比較によると，3つの生活場面のうち，「職場・仕事」は，「家庭・家族」，「その他」よりも，5％水準で有意にストレスが強いと想起していた。他方，「家庭・家族」と「その他」の間で有意差はみられなかった。

考察：複数回の休職経験のあるうつ病労働者が想起する，現在の休職前の職場・仕事における主観的ストレスの強さが，職場・仕事以外の生活場面（家庭・家族，その他）における主観的ストレスよりも強かったかを検討した。さらに，複数回休職者と初回休職者では，各生活場面間のストレスの強さが異なるかを比較し検討した。その結果，初回休職者・複数回休職者共に，現休職前の職場・仕事における主観的ストレスは，家庭・家族やその他の生活

場面より強かったと想起しており,休職初回と複数回の間に差はみられなかった。したがって,初回・複数回休職者に限定することなくうつ病休職者が抱えていた職場におけるストレスを本論文の対象とすることの妥当性が示唆されたといえる。

(2) NIOSH 職業性ストレス調査票の初回休職者と複数回休職者の比較（研究2）

目的:複数回休職者が想起する,前復職後から現休職までの就労期間における職場ストレス要因は,初回休職者の現在の休職前の職場ストレス要因と異なるかを検討した。

方法:研究1と同じ初回及び複数回休職者に,日本語版 NIOSH 職業性ストレス調査票の15尺度を実施した。本来の日本語版 NIOSH 職業性ストレス調査票は,現在のストレスについて尋ねるものであるが,本研究は休職中の労働者が対象であるため,日本語版の作成者に了解を得て,休職前の職場ストレスを想起し回答してもらう形式をとった。

結果:t 検定の結果,複数回休職者は初回休職者と比較して,量的労働負荷は低く,グループ内対人葛藤が強かったと想起しているなど2つの尺度で差が生じていた（第2章,表13）。また,統計学的に有意ではなかったが,平均値の差では,複数回休職者はグループ外対人葛藤が強く,抑うつ症状は弱かったと想起していた。

考察:職場のストレス要因毎の比較において,複数回休職者が,量的労働負荷が有意に低かったと想起していた結果は,一度体調を崩した労働者に対し,労働負荷の重い業務の割り当てを避ける職場側の慎重な対応とも関連していることが推察される。複数回休職者は初回休職者に比べグループ内の対人葛藤ストレスを強く感じていたと想起していた点,統計学的に有意ではなかったが,平均値の差からグループ外の対人葛藤ストレスも,複数回休職者の方が,若干強く感じていたと想起していた点について,復職後は周囲に対

するより強い罪責感や不安感を抱え再び深刻な職場ストレスに曝される可能性があると推察される。平均値の差から複数回休職者は、初回休職者よりも、現在の休職前の抑うつ症状が若干軽度であったと想起しており、当事者及び主治医を含む周囲が、症状悪化を防ぐ二次予防の対策を早い段階において講じたことが、初回休職者との抑うつ症状の重さの差異として示されたのかもしれない。研究1の初回及び複数回休職者間で、現休職前の職場・仕事における主観的ストレスの強さに差が認められず、本研究でも13尺度について有意な差は認められなかった。一方で、「仕事の量的労働負荷」「グループ内外の対人葛藤」に差異が確認された。したがって、復職後の再適応を促し、再休職を予防するためには、発症時の労働負荷や適性の振り返りに加え、休職前の対人関係の問題を整理し、復職後の対応について検討できるようサポートすることが重要である。

(3) **抑うつ症状・非機能的態度・社会問題解決能力・自尊感情の初回休職者と複数回休職者の比較（研究3）**

目的：本論文の研究が、初回休職または複数回休職による、抑うつ症状、非機能的態度、問題解決能力、自尊感情の差に影響を受けていないかを把握するために、調査時の状態の差を検討した。

方法：研究1及び2と同じ初回及び複数回休職者に、自記式質問紙（ベック抑うつ評価尺度：BDI-II；非機能的態度尺度：DAS24-J；改訂版社会問題解決尺度：SPSI-R；Rosenberg自尊感情尺度：SE）による調査を実施した。

結果：t検定の結果、すべての尺度、BDI-II、DAS24-J、SPSI-R、SEに有意差はみとめられなかった（第2章、表15）。

考察：本論文の研究が、初回休職または複数回休職による状態の差に影響を受けていないかを検討するために、各尺度を用いて検討した結果、調査時点における複数回休職者と初回休職者の抑うつ状態、非機能的態度、社会問題解決力、自尊感情には差がなかった。

したがって，休職が初回か複数回かにより状態像が異なることが，各研究の結果に影響を与えた可能性は少ないと考えられる。さらに，本研究の各尺度得点は初回か複数回かに限らず同程度であったことから，初回休職時から改善されていないか，あるいは休職に至る度に発生している可能性が考えられ，介入が必要であることが示唆された。

2　うつ病休職者のストレス処理に関わる認知及び行動のプロセス（質的研究）

質的研究（研究4～6，質的研究まとめ）では，予備研究を行った後，うつ病の企業従業員が抱える職場のストレス状況，及びストレス状況に対する認知，行動と，それらのつながりを M-GTA を用いて明らかにした。休職中の企業従業員16名を対象に CBGT 介入前後に半構造化面接にてデータ収集した。

(1)「職場復帰のための集団認知行動療法」参加時の認知的変容のカテゴリー化の試み（予備研究）

目的：以下について予備的な検討を行った。1. うつ病休職者の職場ストレスに対する認知の把握，2.「復職 CBGT」参加中にみられる認知の変容の把握

方法：DSM-Ⅳにより，大うつ病性障害の診断基準を満たし，且つ，病気休暇や休職中であり，「復職 CBGT」に参加した2名を対象にした。「復職 CBGT」参加中の発言について逐語録を作成し，その中から認知に関するデータに着目して，KJ 法に準じて分析した。

結果：1. うつ病休職者の職場ストレスに対する認知として，【限定的な外部情報と比較する否定的自己認知】【完璧のみを求める自己認知】【他者評価を恐れる自己認知】の三つのコアカテゴリーが抽出された。また，2.「復職 CBGT」参加中にみられる認知の変容として，【幅広い視野からの自己認知】

【問題解決志向の自己認知】の二つのコアカテゴリーが抽出された。

　考察：以上，「復職CBGT」参加時の職場ストレスに関する発言内容の質的分析結果から，プログラム参加中に適応的な認知への変容が生じていることが明らかになった。したがって，うつ病休職者を対象に，「復職CBGT」の介入により職場ストレス対処の様相がどのように変容したかを質的に捉えることは可能であると考えた。

(2) **休職前の職場ストレス処理過程〈埋没的労働スタイル〉の維持から崩壊までの様相（研究4）**

　目的：うつ病休職中で職場復帰を目指している企業従業員を対象に半構造化面接を行い，休職前に体験していた職場におけるストレス処理のプロセス及び，そのプロセス内において発生しているストレス状況，認知，行動のスタイルを明らかにすることを目的とした。

　方法：気分障害で休職中であり，企業組織に在籍して復職を目指している16名を対象に，今回の休職直前の職場・仕事でのストレス状況と，それと共に生じていた当時の気分や認知，行動について，質問紙及び半構造化面接にてデータ収集し，M-GTAを用いて質的に分析した。

　結果と考察：結果から，5つのカテゴリーと31の概念が生成された（図10）。カテゴリーと概念の関連から，現象特性として，「複合的ストレス状況を認識しながらも，職務抱え込み思考により孤独に職務にまい進するという埋没的労働スタイルが維持される中で，圧倒的に辛い気分が生じ極度に疲弊していく悪循環のプロセス；〈埋没的労働スタイル〉」が示された。このプロセスにおいては，〔職場内人間関係のストレス〕や〔仕事の過重と停滞のストレス〕などが多重連鎖的に起きる【複合的ストレス状況】という強いストレス状況を認識しながらもなお，〔自分からはつながれない〕〔頑張る'しか'ない〕のように対人援助要請や負担軽減の選択肢を排除し，ストレスの軽減とは矛盾する【職務抱え込み思考】が生じている。このように心理的視

野が極端に狭められていることで，〔実態把握の置去り〕のまま〔コミュニケーション回避〕や〔無理を引きずりながらの前進〕のような他者とつながることのない【孤独な全力疾走】という〔対処方略の固定化〕が生じ，ストレス状況に曝される度にこのプロセスが繰り返されていた。さらに，【複合的ストレス状況】【職務抱え込み思考】【孤独な全力疾走】の各カテゴリーや，カテゴリーを構成する各概念が相互作用し悪循環することで，憂うつ，不安，苛立ちなどの『圧倒的に辛い気分』を伴いながら【頑張りの限界点】に達すると，〔労働者アイデンティティ維持困難〕や〔悲観の内的蔓延〕により埋没的労働スタイルが崩壊し，休職に至っていた。複数回休職者の一部に，復職した後の職場において，軽度負担にも関わらず職務遂行困難を感じたり，再休職しそうと考える中で不安が生じる【再休職の自己成就予言】の中で再休職に至るプロセスがあった。

　休職回数に関係なく〈埋没的な労働スタイル〉が維持される中で，圧倒的に辛い気分が生じ極度に疲弊していく悪循環のプロセスが明らかになったこと，【複合的ストレス状況】【職務抱え込み思考】【孤独な全力疾走】の具体的なスタイルが明らかになったことで，〈埋没的労働スタイル〉を解放し再発や再休職を予防するための示唆が得られたと考える。結果の臨床的活用については，CBTの実践の中で，当事者が休職前のストレス処理のプロセスを照らし合わせて客観視したり，問題点を分析したりする際に役立てられると考える。また，埋没的労働スタイルに陥るのは一人ではないことを知ってもらい孤独感を和らげるために用いることができる。援助者側は，当事者から語られた労働スタイルの断片から全体像をイメージしたり，共感的に関わるための準拠枠とすることができる。概念名に沿って確認することで介入のポイントが整理しやすくなる。本研究の結果は，医療領域以外に，職場の上司，人事，産業保健スタッフなども活用できると考える。

(3) 休職中の職場ストレス処理過程〈職務解放労働スタイル〉(研究5)

目的：職場復帰を目指す労働者の休職前の職場ストレスに対する認知及び行動が，休職を通してどのように変容したか，同時に，変容については，休職取得中であることがどのように影響したかを探ることを目的とした。

方法：研究4と同じ対象者に，研究4において行ったアンケート調査の質問内容及びインタビューの内容をインタビューガイドとして用い，仮に今，研究4で語られた同様のストレス状況に遭遇した場合，どのように認知し，対処行動をとり，どのような気分が生じるかについて調査し，M-GTAを用いて質的に分析した。

結果と考察：結果から，14の概念，4のカテゴリーが得られた（図12）。うつ病で休職に至った労働者が休職中に語った職場ストレスの処理の現象特性として，「休職中のゆとりの確保や，失敗体験の客観視を通じ，職場ストレスを抱え込まず，ストレスから脱却する方法を模索する中で辛い気分が減少していくプロセス；〈職務解放労働スタイル〉」が示された。このプロセスにおいては，職場から離れたことによる〔時空間が耕す'変化'の土壌〕によって心身のゆとりが生じたり，休職前を振り返ることで〔失敗体験からの学び〕が得られたりすることが，【休職の効果】の具体的な要因となっていた。このような作用により，今仮に，〔職場内人間関係のストレス〕や〔仕事の過重と停滞のストレス〕からなる【複合的ストレス状況】に置かれていると想定しても，上手くいかない状況に固執したり無理をしたりしないことが大切であると考えたり，不確かではあるが相手にも何か理由があるのだろうと考えたりして，自分一人で抱え込まないようにする【職務解放思考】が生じていた。こうした思考に基づき講じることができる解決策として，不本意な気持ちは伴うが量や質の要求水準を下げて仕事をしたり，出来ないものはきっぱりとストレートに断ったり，具体的な方法は不明だがとにかくSOSを出して支援者を探すなどの【体調優先策】が挙げられたことで，『辛い気分の減少傾向』が見られた。

このような変化が見られる一方で，職場の状況が変わらない場合，休職前の心理的な傷つきが深い場合，職場ストレスに対処できない原因が元来の自分自身の性格に由来すると考えている場合，及び今後再休職してしまう可能性を危惧する気持ちについては，休職期間を経てもなお【休職前と同じ】で認知は変化しないという対極例もあった。

休職中のうつ病労働者には，休職による余裕とストレス対処の失敗体験からの学びなどを背景にした，ストレスを一人で抱え込まない方向，つまり手放す方向で認知し，体調を優先させることを重視した解決策を案出することもできていた。しかし，その解決策は愚痴亜聖に欠けていたり妥協によるものであるなど，どこか腑に落ちない諦めの気持ちを伴うものもみられた。村山・及川（2005）が，「目標レベルが回避的でない限り，回避的な自己制御方略は問題解決を阻害しない。」といった旨のことを述べているように，就労という目標を達成するために，休職制度を利用したり，出来ないものはきっぱりと断るなどストレス対処方略が回避型であっても，休職前と異なる対処方略を模索できていることが，『辛い気分の減少傾向』を生じさせる要因になっているとも考えることができる。

(4) 「職場復帰のための集団認知行動療法」介入後の職場ストレス
　　処理過程〈職務統制労働スタイル〉（研究6）

目的：休職中の対象者が，リハビリテーションの一環である「復職CBGT」に参加した後に，研究4，研究5と同様の休職前の職場ストレスをどのように認知し，どのような解決策を講じるかについてインタビュー調査を行い，休職を通して得られた変容に加えて，「復職CBGT」参加後にどのように変容したか，同時に，変容については，「復職CBGT」に参加したことがどのように影響したかを探ることを目的とした。

方法：研究4と同じ対象者に，「復職CBGT」による介入を行った後，研究4において行ったアンケート調査の質問内容及びインタビューの内容をイ

ンタビューガイドとして用い，仮に今，研究4において語られた同様のストレス状況に遭遇した場合，どのように認知し，対処行動をとり，どのような気分が生じるかについて調査し，M-GTAを用いて質的に分析した。

　結果と考察：結果から，29の概念，4のカテゴリーが生成された（図13）。うつ病で休職に至った労働者が，「復職CBGT」の参加後に語った職場ストレスの処理の現象特性として，「休職中の「復職CBGT」参加における様々な成功体験や肯定的変化を通じて職場ストレスを統制できる見通しがもて，気分が改善するプロセス；〈職務統制労働スタイル〉」が見られた。このプロセスでは，うつ病で休職に至った労働者は，休職者対象の「復職CBGT」参加中に，『オープンな対人交流』，『継続参加でブレイクスルー』，CBTスキルとして獲得した『新たな考え方との出会い』『セルフコントロール体験』『伝え方の学習』などの体験は相互作用し，〔成功体験の積み重ね〕が出来たことで，対人交流の構えや問題解決に向かう姿勢，思考や気分に対する客観的視点，などの〔肯定的変化の実感〕が得られるなど『自己イメージや気分の改善』に影響していた。こうした【「復職CBGT」参加の効果】もあり，今仮に研究4において語られた【複合的ストレス状況】に置かれていると想定しても，〔自分からつながれる〕〔仕事はコントロールできる〕〔実物大の自分を承認できる〕と考えることができていた。さらにこれら3要素が相互作用し【職務統制思考】が生じていた。こうした思考に続く解決策として，相手に理由を説明しながら意思表示をしたり，一人で責任を背負い込まずに周囲と協働したり，他者や仕事と適度に距離を取り余裕を作ったり，上手くいかない場合は別の複数の手段から選択するなど，【協調とゆとりによる職務遂行策】が挙げられたことで，『辛い気分の減少傾向』が目立つようになり，一部『肯定的な気分の発生』に至っていた。

　一方，職場の状況が変わらない場合，休職前の心理的な傷つきが深い場合，職場ストレスに対処できない原因が元来の自分自身の性格に由来すると考えている場合は，休職期間を経てもなお【休職前と同じ】で認知は変化しない

という対極例もあった。

したがって，〔自分からつながれる〕，〔仕事はコントロールできる〕，〔実物大の自分を承認できる〕という思考は，職場のストレス状況を統制する上で重要な要素であることが示された。また，「復職CBGT」中に，休職前の職場ストレスをテーマに振り返りや今後の対策を行うセッションは設けられていなかったが，介入後の半構造化面接では，対象者が経験したそれぞれの職場のストレス状況に対して，捉え方の変容や解決策が挙げられていることから，学習したスキルが般化されていることがわかった。

(5) 休職前から「職場復帰のための集団認知行動療法」介入後までの職場ストレス処理過程の変容 '《自己完結的労働スタイル》の緩和' の様相（質的研究まとめ）

うつ病で休職に至った企業従業員の職場ストレス処理の変容について，研究4，5，6を通して概観する。全体で74の概念，14のサブカテゴリー，13のカテゴリーが得られた（図15）。うつ病で休職に至った労働者の，休職前から「復職CBGT」参加後までの，職場ストレスに対する認知，行動のストレス対処の変容の現象特性として，「休職前のうつ病労働者に見られた職場ストレスに対する自己完結的労働スタイルが，休職や復職CBGTへの参加で緩和し気分が改善していくプロセス；《自己完結的労働スタイル》の緩和'」が見られた。

プロセスの第一段階（休職前）では，〔職場内人間関係のストレス〕や〔仕事の過重と停滞のストレス〕などの【複合的ストレス状況】という強いストレス状態を認識しながらもなお，〔自分からはつながれない〕〔頑張る'しか'ない〕のような【職務抱え込み思考】に基づき【孤独な全力疾走】をするという労働スタイルに埋没し，極度に疲弊していく悪循環が生じていた。『圧倒的に辛い気分』が増大する中で【頑張りの限界点】に達すると，〔労働者アイデンティティの維持困難〕や〔悲観の内的蔓延〕が生じて〈埋没的労

働スタイル〉は崩壊し，その後,『警報レベルのうつ症状』『疾病受容の抵抗感』を抱えながら『こじれてからの休職』に至っていた。複数回休職者の中には，復職後に【再休職の自己成就予言】を伴いつつ『早めの再休職』に至る者もいた。

第二段階（休職開始後）では，休職によって職場から離れたことで，〔時空間が耕す'変化'の土壌〕によるゆとりや〔失敗体験からの学び〕などの【休職の効果】が得られていた。これにより，仮に，研究4において語られた休職前の【複合的ストレス状況】に置かれているとした想定した場合でも，とにかくストレスを抱え込まないことが大事であるとする【職務解放思考】が生じ，【体調優先策】を選択するなど，職場ストレスから脱却する方法を模索していた。

第三段階（「復職CBGT」参加後）では，直前に集団認知行動療法プログラム（第3章，表20）に参加したことで，休職の効果に加え，〔成功体験の積み重ね〕や〔肯定的変化の実感〕などの【「復職CBGT」の効果】が得られていた。仮に休職前のような【複合的ストレス状況】に置かれていると想定した場合でも，〔自分からつながれる〕〔仕事はコントロールできる〕〔実物大の自分を承認できる〕と考え，これらが相互作用する【職務統制思考】が生じていた。こうした思考に基づいた解決策として，【協調とゆとりによる職務遂行策】が挙げられるなど，職場ストレスを統制できる見通しがもてるようになっていた。

第二，第三段階においては，休職期間や復職CBGT参加を経てもなお【休職前と同じ】で認知は変化しないという対極例もあったものの，第一段階から第二段階，第三段階へと進む中，職場ストレスに対して自分の中だけで納得したり決着したりしようとする認知及び行動の傾向，つまり，《自己完結的労働スタイル》は緩和し，それに伴い，『圧倒的に辛い気分』は減少し，『肯定的な気分』が加わるという【辛い気分】の減少が起きていた。《自己完結的労働スタイル》と【辛い気分】は相互に影響しており，'《自己完結

的労働スタイル》の緩和'の程度はうつ病休職者の労働者アイデンティティの再構築のプロセスにおける重要な指標になることが示唆された。

3 「職場復帰のための集団認知行動療法」プログラムの介入評価（量的研究〔Ⅱ〕）

量的研究〔Ⅱ〕（研究7）では介入評価を実施した。

(1) 抑うつ症状からみた「職場復帰のための集団認知行動」の介入評価（研究7）

目的：研究5, 6の対象者が,「復職CBGT」介入後に語られた質的データの変容と同様に, 統計的にも改善が見られたかについて抑うつ症状の側面から検討することを目的とした。

方法：研究4, 5及び研究6と同日のインタビュー調査実施前に質問紙（BDI-Ⅱ）を手渡して記載してもらい回収した。

結果：参加前と参加後のBDI-Ⅱの得点についてwilcoxonの符号付き順位検定を行ったところ両者の差は有意であった。解析結果から, 参加前と比較して, 参加後の抑うつ状態は改善したといえる。

考察：本結果の対象者が, 参加前と比較して, 参加後の抑うつ状態が改善したことから,「復職CBGT」の全8回のプログラムを通して, 自らの認知に気づいたり, 問題解決に取り組んだり, グループでディスカッションをしたことが症状の改善に役立ったことが示唆された。

以上, 研究1から研究7にわたり, うつ病の労働者を対象に, 休職前の職場ストレス状況と認知及び対処行動との関連に焦点を当ててストレス対処のあり様を検討し, 再発・再休職予防の心理的支援のための示唆を得るという本論文の目的に沿って検討を行った。質的研究の結果における,〈埋没的労働スタイル〉が限界に達し, 労働者アイデンティティの崩壊と共にうつ病を

発症してから（研究4），休職や「復職CBGT」への参加を通して復職への自信を取り戻すまで（研究5，研究6）の変容は，労働者アイデンティティを再構築していく過程であるともいえ，その変容の核として，《自己完結的労働スタイル》が徐々に緩和されていく様相が見出された（質的研究まとめ）。

以下，二つのリサーチクエスチョンである，うつ病休職者の休職前の職場ストレス要因と認知行動的観点からみたストレス処理過程，及び，うつ病休職者に対する休職及び復職CBGTの評価と認知行動的観点からみた職場ストレス処理の変容過程について，量的研究及び質的研究により得られた結果を，混合研究法の収斂的デザインに従い横断的に考察する。

第2節　うつ病休職者の休職前の職場ストレス要因と認知行動的観点からみたストレス処理過程

本節は第1のリサーチクエスチョンに対して考察する。うつ病で休職する労働者は，病を発症したことが原因で職場のストレス対処が困難になったという見方もある。つまり，うつ病の症状が改善すればストレスに適応的に対処することが可能になるという見方である。しかし，うつ病が改善しても，うつ病になりやすい認知的脆弱性のメカニズム（Weishaar, 1993　大野・岩坂・定延訳 2009）を見直すことなしに従前の労働スタイルが復職後も維持されるなら，うつ病を再発したり再休職を繰り返したりするリスクがあるとも考えられる。これは先に述べた秋山ら（2007）が述べる「精神疾患の場合，顕在的な症状が消失しても，仕事に必要とされるスキルや作業能力にかなりの低下がみられることがある。」や笠原（2002）が述べる「うつ病の治療は決して薬物だけでは終わらず，また治療目標も「うつ気分」の改善だけで終了するものではないことを痛感する。」として，薬物療法を補完する社会復帰療法について述べている通りである。

したがって支援者側も，うつ病で休職に至った労働者の職場ストレス状況

に関する事実（または事実であると彼らが捉えている事象）やその処理のあり様を知ることが，協働的に治療を進める上で重要な一歩であると考えた。これは先に引用した尾崎（2006）も職場復帰を目指すうつ病労働者の心理療法を実施する場合のポイントとして，急性期を脱した段階で発症時の状況を整理することであると述べている通りである。

　休職に至る過程において体験したストレス要因は，職場の対人関係や過重労働の他，親や配偶者など家族内の対人関係や家庭内のライフイベント，あるいは身体疾患といった多側面に及び，それらが重複していることが多いが，本論文の対象者が休職前に体験していた職場ストレスは，その他のストレスと比較して著しく強いものであること，またこの結果は休職が初回でも複数回でも同様であることが量的研究1において示された。これは秋山（2008b）が，「企業社員を治療しているときには「職場のストレスが原因で病気になった」という訴えが非常によく聞かれる」と述べていることとも一致していた。

　さらに，休職前の職場ストレス要因毎の比較においては，複数回休職者は初回休職者に比べて対人葛藤ストレスを強く抱えていたと想起していた（量的研究2）。

　量的研究1及び研究2の結果において確認された結果から，再発・再休職予防のためには先ず，最も強く感じていた職場ストレスに着目することが重要であり，その状況や対処のプロセスについての中身を丁寧に検討することが支援に役立つと考えられた。

　そこで質的研究4においては半構造化面接により当事者の語りに着目し，質的分析を試みた。職場におけるストレス状況，認知，行動のスタイル及びストレス処理のプロセスを検討した結果，うつ病患者は，職場で周囲とのコミュニケーションから遠ざかり，孤独に職務に邁進する労働スタイルに埋没することで新たなストレス状況に陥り極度に疲弊していく悪循環のプロセス，つまり〈埋没的労働スタイル〉が明らかになった（図10）。抽象度を下げた

第 5 章　総合考察　　183

このような領域密着のレベルにおける認知，つまり，うつ病労働者自身によって語られた職場ストレスに対する認知も，ベックが提唱した認知行動理論におけるうつ病の否定的認知の三徴に一致しており，本論文において得られた結果は認知行動理論の枠組みで捉えられていることが示された。例えば，『仕事は'完璧''完遂'が常識』と考えて，ミスをしたり100％完遂できない場合に過度に自分を責めたりすることは，「自己に対する否定的認知」に該当する。『わかってもらえないに違いない』は，他者の心を恣意的にネガティブに深読みする「世界に対する否定的認知」に該当する。さらに『評価は努力についてくる』は裏を返せば，この先も努力を怠ることがあれば評価はされないだろうという考えであり，「将来に対する否定的認知」に該当する。これらの認知を含む〈埋没的労働スタイル〉のプロセスは休職回数に関係なく生じていることも同時に明らかになった。研究 2 において検討した職場のストレス要因でも15要因中 2 要因を除いて，初回休職者と複数回休職者の間に差がなかったという結果が得られており，職場のストレスに関しては，ストレス要因の側面（量的研究 2 ）においてもストレス対処のプロセスの側面（質的研究 4 ）においても休職回数に関係なく課題であることが量・質の研究結果から示された。

　質的研究 4 においては，【複合的ストレス状況】【職務抱え込み思考】【孤独な全力疾走】の具体的なカテゴリーが明らかになったことで，〈埋没的労働スタイル〉を解放し再発や再休職を予防するための示唆が得られたと考える。

　さらに，量的研究 2 及び質的研究 4 の結果からは，初回休職者とは異なる複数回休職者の特徴も見られた。量的研究 2 においては，複数回休職者は初回休職者と比較し，現休職前の職場のストレス要因について「量的労働負荷」は低く，「グループ内対人葛藤」が強かったと想起していた。質的研究 4 においては，複数回休職者の一部に，復職した後の職場において，軽度負担にも関わらず職務の遂行に困難を感じ，再び休職しそうであると考える中

で不安に苦しむ【再休職の自己成就予言】に陥り再休職に至るプロセスがあった。

労働負荷量の面では以前と比較してストレスを感じる量ではないにも関わらず（量的研究2），職務をこなすことに困難を感じる場合に強い不安が生じることは理解できる（質的研究4）。北川ら（2009）は，近年うつ病などの感情障害における遂行機能などの認知機能障害が指摘されるようになってきたと述べており，Rogersら（Rogers et al., 2004; Levin et al., 2007; Degl' Innocenti, Ågren, & Bäckman, 1998）がうつ病の神経心理学的所見を検討した最近の報告において，障害されやすい領域として，精神運動反応速度，記憶，持続性注意，ワーキングメモリー，複雑な問題解決を含む遂行機能を挙げていると述べている。したがって，職場復帰の際には業務負担の実質的な軽減などの環境調整と共に，当事者に対しては，うつ病では認知機能が低下するため労働負荷量が低くても遂行が困難に感じられるものであるといった主旨の心理教育を徹底することが職務遂行困難感と再休職への不安の間で生じる悪循環を断ち切るために役立つと考えられる。

次に，量的研究2において，複数回休職者が初回休職者よりも職場での対人葛藤ストレスをより強く感じていたという結果について，質的研究4の結果を統合して考察する。復職後は，複数回休職者に生じていた前述の【再休職の自己成就予言】という'当事者側の問題'に加えて，'受け入れ側の職場の問題'，例えば復職後のうつ病患者への負担の程度や病状が分からないことによる対応への戸惑い（労働政策研究・研修機構，2012），うつ病等の精神疾患に対するスティグマなどの問題が起きる可能性がある。そのために復職後の労働者は，元々の〈埋没的労働スタイル〉に見られる対人関係の悪循環が活性化されやすくなる可能性が考えられる。対人関係の悪循環とは，例えば〔職場内人間関係のストレス〕に遭遇しても〔自分からはつながれない〕と考えて〔コミュニケーション回避〕するが，回避がさらなる対人関係のストレスを生むというものである。田上ら（2012a）も，「復職後の対人関係困

難型は，うつ症状が軽症以下に偏っており，症状が改善して職場復帰のことを具体的に考えることで困難感が増すと考えられる（後略）。」と述べている。

したがって，先の当事者への心理教育に加えて，再発・再休職予防のためには，受け入れ側の上司や同僚に対してもうつ病や対応についての一般的な知識を備えてもらう必要がある。特に，復職後はコミュニケーションを回避し孤立することのないよう自他ともに意識することが重要であると考える。

第3節　うつ病休職者に対する休職及び認知行動療法の評価と認知行動的観点からみた職場ストレス処理の変容過程

本節においては，第2のリサーチクエスチョンである，うつ病に罹患した労働者の休職前の職務ストレスに対する認知及び行動が休職及び，「復職CBGT」を経験し，どのように変容するかについて，各研究の結果から考察する。

量的研究1，研究2並びに質的研究4において示唆されたような『圧倒的に辛い気分』を伴い〈埋没的労働スタイル〉から休職に至るプロセスを繰り返さないためには，休職中から対策を講じる必要がある。うつ病の治療については静養，薬物療法，心理療法が三本柱といわれており，本論文においては休職し通院中のうつ病労働者を対象としたため治療環境は概ね整っていたと考えられる。認知へのアプローチは三つ目の柱である心理療法である。Abramson, Seligman, & Teasdale（1978）は，うつ病患者の認知スタイルについて「内的」「包括的」「固定的」といった特徴がある，すなわち，過度に自責的になる傾向，ネガティブな出来事を広範囲に及ぶ包括的な意味があると結論づける傾向，ネガティブな出来事は変えられず，将来も改善しないとみなす傾向があると述べている。CBTはこれらの非機能的な認知に介入する心理療法であり，CBTと同等の治療効果が報告されているCBGT（Robinson, Berman, & Neimeyer, 1990；Oei & Dingle, 2008；松永ら，2007）を本論文の対

象者に適用したところ，先行研究同様に介入前後において抑うつ症状の有意な改善が得られた（量的研究7）。平山（2004）は，「人間の保守性は一つの構造にしがみつきやすい。これを揺さぶり続ける力がグループにはあるように思われる。（中略）固定化した観念が崩されていく方向が導入されやすい。逆にいえば，多様性に直面したときに対応力が鍛えられるということになる。」と述べているように，背景には，グループであることの効果も含まれていると考えられる。また，本研究と同様の施設，同様のCBGTを実施し，対照群を設定して検証を行った田島ら（2010a）の研究では，介入群は非機能的認知や社会的問題解決能力に関して有意な改善を示したという結果を得ており，復職後の再発予防に役立つスキルが獲得できたと述べている。さらに，介入群はCBTの学習段階を問う項目で，抑うつ感や不安感などの気分と自分の考え方や捉え方の関連に気づいたり，色々な視点から状況を眺め直そうとするといった変容がみられるなど，集団療法という形態をとってもこれらの内容を学習できることを示すと考察し，CBGT実施群における一定程度の効果が認められたと述べている。

　認知的脆弱性に関してSegal, Williams, & Teasdale（2002 越川監訳 2007）は，うつ病の再発予防のために取り組む課題として，些細な気分の変化によって，否定的な思考が引き起こされやすい傾向である認知的反応性（cognitive reactivity）を挙げている。このようにうつ病患者は，非機能的認知が特徴的に見られたり，認知的反応性が高いとされたりする。質的研究5，6においては，CBGTの介入により，〈職務解放労働スタイル〉から〈職務統制労働スタイル〉への認知的変容と，『辛い気分の減少傾向』から『辛い気分の減少・肯定的気分の発生』への気分の変容が生じており，これらのことからも，CBT/CBGTは有効な治療法であるといえる。

　加えて，再発や再休職のリスクを低減させるためには，うつ病の治療と共に，休職前に見られた〈埋没的労働スタイル〉を構成する認知や対処行動に向き合い，職場ストレスへの対処能力を向上させて適応状態を維持する必要

があると考え，質的研究5及び研究6においては，「職場復帰のための集団認知行動」への参加前後で職場のストレス状況に対する認知や対処行動がどのように変容したかを当事者の視点から検討した。

　職場のストレス状況に対する休職時点での対処方法（認知及び行動）を分析した研究5においては，職場ストレスを抱え込まず，ストレスから脱却する方法を模索する中，辛い気分が減少していくプロセスにおける〈職務解放労働スタイル〉が明らかになった（図10）。また，前述のストレス状況に対する休職中のCBGT参加後の対処方法（認知及び行動）を分析した研究6においては，休職やCBGT参加における様々な成功体験や肯定的変容を通じて職場ストレスを統制できる見通しがもて，気分が改善するプロセスにおける〈職務統制労働スタイル〉が明らかになった（図13）。

　うつ病労働者の労働スタイルは，休職に至るまでの〈自己埋没的労働スタイル〉（質的研究4）から，〈職務解放労働スタイル〉（研究5）を経て〈職務統制労働スタイル〉（質的研究6）に移行する過程で，ストレス状況に対する認知と解決策に対する柔軟性が増しており，この三つの時点をつなぐ変容の核として，《自己完結的労働スタイル》が徐々に緩和されていく様相が見出された（図15）。「自己完結」とは，実用日本語表現辞典によると「何かの物事について，自分自身の中だけで納得したり決着したりしているさま。周りの人からするとまだ決着していないのに，独りよがりに決着しているといった意味合いで否定的に用いられることもある」とされており，本論文においても同義に用いた。

　以下に，《自己完結的労働スタイル》に関わる変容のプロセス例を挙げる。〈埋没的労働スタイル〉においては，『仕事は'完璧・完遂'が常識』と考えて『圧倒的に辛い気分』と共に仕事を抱え込み《自己完結的労働スタイル》が強化されていた。結果，頑張りが限界に達して『'完璧・完遂'が崩壊する』ことで〔労働者アイデンティティ維持困難〕となり休職に至っていた（質的研究4）。『'完璧・完遂'が崩壊する』事態は，労働者アイデンティテ

ィを再構築する上でのターニングポイントでもあり，以降の復職準備期間が非常に重要な意味を持つと考えられた。休職中は心身の余裕の確保や，過去の客観視が可能となったことで，『'無理しない'は絶対条件』（認知）など〈職務解放労働スタイル〉に移行しており，『辛い気分の減少傾向』が見られた（質的研究5）。この段階において《自己完結的労働スタイル》は緩和し始めているが，完璧に抱え込むことも無理は禁物と断定することも「自己完結的」であり，極端なスタイルという点では〈埋没的労働スタイル〉と共通しているともいえる。その後，「復職CBGT」で〔成功体験の積み重ね〕〔肯定的変化の実感〕が得られたことにより，『ゆとりも仕事のうち（仕事から上手に距離を取る）』（認知），『とにかくやってみる（仕事との距離を上手に近づける）』（認知）など〔仕事はコントロールできる〕という〈職務統制労働スタイル〉への変容が生じ，『辛い気分の減少・肯定的気分の発生』が見られていた（質的研究6）。この段階では《自己完結的労働スタイル》がさらに緩和していた。

　質的研究5では，休職中の心身の'ゆとり'が〈職務解放労働スタイル〉を生じさせていた。しかし，量的研究2で複数回休職者は，復職後に「量的労働負荷」を軽いと感じていたにも関わらず，つまり，身体的には'ゆとり'が生じていたにも関わらず再休職に至っていた。質的研究5ではゆとりが改善を促し，量的研究2ではゆとりがある中で再休職に至るという矛盾が生じていた。これらの結果より，量的労働負荷の軽減及び，先で述べた認知機能に対する心理教育と共に，心理面でも'ゆとり'を意識しながら業務を遂行できるよう，質的研究6の〈職務統制労働スタイル〉で得られた〔自分からつながれる〕〔仕事はコントロールできる〕〔実物大の自分を承認できる〕のような認知への広がりや転換を促すための支援が重要であることが示唆された。〈職務統制労働スタイル〉では〔自分からつながれる〕（認知）に伴い【協調とゆとりによる職務遂行策】（行動）といった解決策の案出がなされ対人関係における認知も柔軟性を増していた。これは，〈埋没的労働ス

タイル〉における〔自分からはつながれない〕（認知）及びそれに続く【孤独な全力疾走】（行動）などで構成される悪循環からの変容であり，ここで明らかになった変容は，量的研究2において複数回休職者が特に強く感じていた対人葛藤ストレスへの支援に活用できる可能性がある。

　以上のように，'《自己完結的労働スタイル》の緩和'を目指し，それを意識した支援が再発・再休職予防のための心理的支援に役立つと考える。

　'《自己完結的労働スタイル》の緩和'の背景には「休職」と「CBGT」の影響があった。本論文の対象者は，やむを得ず受け入れた者も含めて全員が休職制度を利用しており，その中で，休職により『心身のゆとりの生起』が得られた。この'余裕'が〈埋没的労働スタイル〉の客観視を支え，〔失敗体験からの学び〕を得て，これまでとは異なる労働スタイルを模索しようとする変化の土壌になっていた。このように，「心身の余裕」の確保は，気分の改善を伴う変化にプラス方向の影響を与えることが示された。したがって，うつ病患者に特徴的な否定的に歪曲された認知スタイルに対しては，薬物療法に加え，休職などによる心身の余裕の確保と過去の状況の客観視を支援することが役立つと考えられる。ただし，休職した労働者は復職時に職場復帰困難感が生じやすいといわれており，経済的問題も含め，休職することのデメリットもある。さらに，休職制度の利用により職場から離れることで物理的に確保された余裕は，復職と同時に通常は減少または失われる。したがって，復職後の就労継続のためには，意識的に心身の余裕を確保したり，周囲に理解を求めたりすることが望ましい。他方，就業中の生産性の低下による損失を指すプレゼンティーイズムが問題視されている現状もあるため，当事者及び周囲にとってより良い治療環境及び就労環境については全体を視野に入れて慎重に検討していく必要がある。

　また，Clark et al.（1999）は，「うつ病被験者は，ポジティブなフィードバックの量を実際よりも小さく見積もり，できが悪いと言われた後は課題に対して努力しなくなる傾向があることが分かっている」と述べている。本論文

の結果において，'成功体験の蓄積'から自己肯定感の改善が図れていることから，CBTの効果，集団の効果，継続参加できる環境の効果の3本柱を意識した支援は，うつ病休職中の労働者に役立つといえる。

上述した'余裕の確保'と'成功体験の蓄積'は，職場のストレス状況に関する'《自己完結的労働スタイル》の緩和'を促す際の基盤となっていた。

余裕の確保や成功体験の蓄積の機会は，再発の予防という三次予防を目的とした休職並びに「復職CBGT」から限定的に得るのではなく，健常労働者あるいは発症に至っていないが強い職場ストレスに曝されている労働者の一次予防及び二次予防を目的に得ることも重要である。

第4節　本論文の新しさと意義

本論文においては，企業組織に在籍しているうつ病休職者が，休職前に体験していた職場ストレスに伴う現象を，『高圧力・低支援の上司』『仕事のはかどらなさ』などの【複合的ストレス状況】，『わかってもらえないに違いない』『無条件のガンバリズム』などの【職務抱え込み思考】，『コミュニケーション回避』『無理を引きずりながらの前進』などの【孤独な全力疾走】，『燃え尽きの実感』『何も信じられない』などの【頑張りの限界点】のようにそれぞれの構成要素として明らかにし，またその構成要素から成る連鎖のあり様を明らかにした。職場復帰の際には，これらのプロセスの中でも量的研究2で明らかとなった復職時の対人葛藤ストレスに関する現象については前後の文脈を含めて特に注意を払う必要があることがわかった。

Okumura, Ichikura（2014）が行った系統的レビュー及びメタアナリシスでは，うつ病に対するCBGTは介入強度が中程度とされており，Hamilton Rating Scale for Depression（HAM-D; Hamilton, 1960）などで改善の程度を測定した結果，未治療群より効果が大きいことが示されたが，PCを用いるなどの介入強度が低強度のCBT並びに他の集団療法との比較では効果に差が

示されなかったと報告されている。この報告では，ランダム化比較試験を対象としており，当然のことながら質的研究は対象とされていないため，効果のプロセスについては検討されていない。抑うつ症状の改善に効果のあるアプローチには複数の選択肢があるが，その際に，各アプローチを用いた効果のプロセスが明示されていることが重要であると考える。集団療法の枠組みで CBT におけるスキルの習得及び効果のプロセスを明らかにしたことは本論文の新しさであるといえる。

さらに，「CBT は薬物療法と比較してより長期にわたる就労継続に効果があったがそのメカニズムに関しては今後の課題である」(Fournier et al., 2015) と最近の研究でも述べているように，国内外で就労継続に関わる CBT 及び CBGT の効果のメカニズムについての報告はこれまでになく，就労に関わる CBGT の効果のプロセスを明らかにしたことは本論文の新しさであるといえる。

休職中に心身に余裕が生じたり，客観的視点が持てることで〔時空間が耕す'変化'の土壌〕が確保され，上手くいかなかった休職前のストレス対処を〔失敗体験からの学び〕として振り返ったり，職務を解放していこうとするような休職前とは異なる解決策を模索し始めることが可能となることが示された。加えて，対人交流，継続参加，CBT スキルの学習による〔成功体験の積み重ね〕は自己肯定感や就労に向かう自信を支え，職務や他者との距離感を自分自身でコントロールするための認知や解決策に気づくことを可能にしていた。心身の余裕は成功体験を支え，成功体験は心身の余裕を生むという相互作用も当然考えられる。Yalom (1995) も，対人的学習の場として，第一に，「メンバーが基本的な相違と緊張をすすんで表出できるほど，十分にグループが安全で支持的であると感じられなくてはならない。」と述べており，平山 (2004) も「自分を偽らないで晒してもよいのかもしれないと感じられることが必要である。」と述べている。したがって，復職準備段階において職場におけるストレス耐性の強化を目的に過度な心理的負荷をかける

ことで失敗体験ばかりが重ねられるとむしろ逆効果となる可能性もあるため注意を要することが示唆された。このように，余裕の確保と成功体験の蓄積が車の両輪のように機能しつつ，その上に'《自己完結労働スタイル》の緩和'が生じたり『辛い気分』の減少が図られたりしていた。

　就労継続のための再発・再休職予防を目的として，認知・行動的観点から心理的支援を行う際のポイントと流れの構造（図17）を明らかにしたことは本論文の新しさである。

　また，企業組織に在籍し，職場復帰を目指すうつ病休職中の従業員に対してCBGTを実施する際，《自己完結的労働スタイル》に関わる認知や対処行動（解決策）に着目し，緩和の方向を意識して介入することが，ほぼ共通し

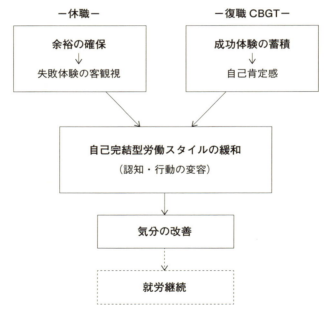

図17　再発・再休職予防のための心理的支援のポイントと流れ
（点線部分は対象者の目的を示す）

た治療の目標になり得るといえ，気分の改善のための一つの道筋を明らかにしたことは本論文の意義であると考える。

CBTでは患者と治療者が協働して治療を展開する点に特徴があり（共同的経験主義：collaborative empiricism），患者の積極的な関与を必要とするセルフヘルプの発想を持った治療法である。「復職CBGT」の効果のプロセスの共有は，患者及び治療者が協働関係を形成する際の手段になり得ると考える。

第5節　今後の展望

1　再発・再休職予防のためのプログラム開発
―「就労継続のための集団認知行動療法」―

本論文で行った「復職CBGT」では休職中の問題及び復職に向けての課題が主に取り上げられた。本論文と同施設における同プログラムによる介入のランダム化比較試験を実施した田島ら（2010a）の研究では，復職に対する意識に関する項目（①復職に関する不安や悩みを他の人に話す機会をもっている，②復職に向けて，今できることをやろうと思っている）の前後で介入群に有意な改善が認められ，対照群では有意差が認められなかったものの，両者の交互作用は認められなかったと述べていることから，復職に対する意識の向上を図れるようプログラムの内容に工夫が必要である。

前述したように，尾崎（2006）は，職場復帰を目指すうつ病労働者の心理療法を実施する場合，急性期を脱した段階において発症時の状況を整理し，今後のストレス対処行動を確認しておくことが重要であると述べている。本論文の対象者は，休職前の職場のストレス状況を振り返ることができており（質的研究4），さらに，休職の効果及び「復職CBGT」での体験は，抑うつ症状の改善のみならず，復職に向けた職場のストレス状況に対する適応的な認知及び対処行動として般化されていることが示された（質的研究5，6）。

休職前のストレス状況及び復職後の対処行動に焦点化したセッションを取り入れる場合，図17で示したプロセスをプログラムに反映することが可能であると考える。

　CBGT は個人 CBT に比べて個別のケースフォーミュレーションに割ける時間が制限されるという弱点があるが，本論文で得られた領域に密着した認知や対処行動の各構成要素やつながりをモデルとして提示することで振り返りを促すことができる。さらに労働スタイルの変容の過程を示すことで労働者アイデンティティの再構築がどのように進むかをイメージしてもらい，参加の動機づけやスキルの定着を高められる可能性がある。Wright et al.（2009 古川監訳 木下善弘・木下久慈訳 2010）も心理教育についての説明の中で，「取り扱っている内容が，患者の感情を活性化している要因と関連するものであれば，その内容に関する記憶はより保持されやすくなるだろう。例えば，ある出来事がきっかけとなって重大なストレスが惹起され，自動思考の変容によってそのストレスが軽減したという体験を患者がしたことがあるとする。もしこのような特定の状況と関連させて自動思考の感情への影響について説明することができれば，その説明は患者の頭に残りやすいだろう。」と述べている。さらに，Bieling（2009）は，「集団という文脈の中では，その中で起こりうる肯定的変容の可能性が一貫して強調されるべきである。例えば同じタイプの介入技法を用いて同じような問題を克服した事例について話し合うことは希望をもたらすことができる。」と述べている。

　同時に，復職後は認知機能の回復が不十分なため，業務負担が軽いとわかっていても遂行困難感があり再休職の不安が生じやすいこと，また対人葛藤ストレスを抱えやすいことなど，想定される問題についての心理教育を組み込むことも職場ストレスを誘因とする再発及び再休職予防に有効であると考える。

　本論文で採用した M-GTA の分析結果の一般化については第1章で次のように述べた通りである。「M-GTA は，限定された範囲内において一般化

第 5 章　総合考察　195

し得る知識の生成を目的とする。この限定的一般化は分析の結果だけを発表すれば可能となるのではなく，橋渡しをするもう1つの要素を必要とする。それは関与する人間を組み込むことで，具体的には【研究する人間】（データの解釈を行う人間）が【分析焦点者】（調査対象者を抽象化した集団）を介して理論生成するという条件設定と，応用者（結果を理解，評価，応用する相手）が分析結果を【分析焦点者】の視点を介して現実場面において実践活用するという条件設定の組み合わせによって成立する。応用者を含め3種類の人間がM-GTAの中には組み込まれているのである。客観主義と構築主義を二項対立的にとらえたり，いずれか一方に与するのでもなく，両者を統合する枠組みをこのように設定している。」（木下，2007）。本論文の質的研究における筆者の立場は，【分析焦点者】の語りを分析する【研究する人間】であったが，以下，一般化の成立を目指し，応用者の立場で実践するための具体的なプログラム案を以下に示す。なお，既存の「復職CBGT」は職場復帰を目指して休職中の問題及び復職に向けての課題を取り上げるプログラムとして位置づけられている。

　本研究結果を組み入れる「就労継続のための集団認知行動療法」（案）は「復職CBGT」の次のステップであり，職場ストレスの振り返りと対処に主眼を置いた就労継続を目指すプログラムとして位置づけ認知行動療法の一層のスキルアップを図り，復職後に活用できるようになることを目的とする。「就労継続のための集団認知行動療法」にはインタビューにて聴取した対象者からの要望・提案（第3章第5節　補足調査）も一部反映させた。

「就労継続のための集団認知行動療法」プログラム（案）

セッション1	●職場復帰に備える ・心をととのえる ・職場復帰のタイミング ・再休職予防のための心構え(*1) ●職場ストレスの「振り返り」と「対処」Ⅰ ・職場のストレス状況に対する認知・行動から（再）休職までのプロセス(*2)
セッション2	●職場ストレスの「振り返り」と「対処」Ⅱ(*3) ・参加者のエピソード①
セッション3	・参加者のエピソード② ・参加者のエピソード③
セッション4	・参加者のエピソード④ ・参加者のエピソード⑤
セッション5	・ロールプレイング ●おわりに ・プログラム参加の感想／私の場合の就労継続のためのポイント ・継続学習のために（書籍・サイト紹介） ・職場ストレス処理の認知・行動面の変容に関するアンケート実施(*4)

■「就労継続のための集団認知行動療法」（案）介入のポイント

＊1 （第5章 総合考察 第2節 参照）
①復職後，労働負荷は以前より軽いにも関わらず，職務をこなすことに困難を感じて不安が増大し，その後休職に至ることがあることを解説する。
②うつ病と認知機能障害との関連についての最近の知見等を解説する。

＊2
①〈埋没的労働スタイル〉における構成要素と，それらから成る連鎖のあり様に加え，埋没的労働スタイルでは次のストレス状況を生む悪循環に気づかないことがある点を，図10を用いて解説する。
②休職中はゆとりが改善を促すが，復職後は，「量的労働負荷」が軽減されてゆとりが確保されても再休職に至る場合もある。身体面と共に心理面でもゆとりが確保できるよう，「就労継続のための集団認知行動療法」で検討することを解説する（第5章 総合考察 第3節 参照）。

③復職後は,【再休職の自己成就予言】など当事者側の問題に加え,対応への戸惑いを抱える受け入れ側の問題が重なり,〈埋没的労働スタイル〉における対人葛藤の悪循環が活性化する可能性がある。そのため,復職後は孤立を避けて適切に援助要請することが重要であると解説する。(第5章 総合考察 第2節 参照)
④休職により休職前の状況を客観視するゆとりを持ち,「復職CBGT」でストレス対処のスキルを集団で学習することで,〈埋没的労働スタイル〉→〈職務解放労働スタイル〉→〈職務統制労働スタイル〉と,労働スタイルが変化し,'《自己完結的労働スタイル》の緩和' が促される傾向があることを解説する。(第3章 第6節 参照)
*3
①参加者が休職前に体験した職場のストレス状況に対処するために,個人のエピソードを振り返り,認知再構成法,問題解決技法,アサーションスキルの何が役立つかなど,CBTの枠組みで対処法を整理してもらう。整理を支援するためにワークシートを活用する。セッション中は各エピソードを発表し対処法についてグループディスカッションを行う。
②スタッフは,グループディスカッションには支持的に関わり,必要に応じて〈職務統制労働スタイル〉と関連付けて解説したり,不足している点は専門的立場より助言を行う。
*4
質的研究4～6の概念名及び定義に基づき質問紙を作成。回答は尺度開発の参考に活用する旨,参加者から同意を得る。

　以上,支援の際は集団の枠組みで行うことのメリットを活かし,参加者の自己肯定感の回復及び成功体験の蓄積につながるようにファシリテートする。具体的には,①発表者は,労働者という同じ背景をもつ仲間の共感や意見が得られる体験が得られるよう,同時に,発表者のために発言した者も,自身

の発言が他者の抱える職場ストレスの課題解消または軽減に貢献できたという体験が得られるように，参加者間の相互作用を促す。②心理面のゆとり及び成功体験を得てセルフコントロール力が向上するよう，個別の能力に合わせながら平等に発言の機会を設ける。

2　うつ病労働者の職場ストレスの認知・行動傾向を測定する尺度の開発

　質的分析において明らかになったプロセスやその構成要素は，当事者の視点に立脚している点に重要な意味があるが，臨床においてこの結果を応用する場合には，客観的指標と相補的に用いる必要があると考える。Hollon & Kendall（1980）はうつ病患者の行動面や感情面の経過，行動的技法や認知的技法による認知の歪みの変化を捉えるために，312人の学生を対象に100項目の質問から30項目を抽出し信頼性と妥当性の担保された質問紙を作成している。同様に，復職後の語りの分析を追加した上で本論文の質的研究において最終的に得られた74の概念，14のサブカテゴリー，13のカテゴリー（第3章第6節　質的研究まとめ）は必要に応じて更に精錬し，うつ病労働者の認知及び対処行動の変化を捉える尺度を作成するための一次資料として活用できる可能性がある。

第6節　本論文の限界と課題

　質的研究においては，うつ病労働者の職場ストレス状況に対し，'《自己完結的労働スタイル》の緩和'を核とした認知及び対処行動の変容のプロセスが明らかになったが，対象者を休職中の労働者に限定したために，復職後も本論文の結果において得られた〈職務統制労働スタイル〉が維持されるかは検討できていない。うつ病で休職中の企業従業員の再発・再休職予防を支援するためには，休職中のみではなく復職後も'《自己完結的労働スタイル》

の緩和'が維持されるように支援していくことが重要である。廣（2004）は，産業医を対象に調査をした結果，「職場適応が難航している」または「再び休職になった」例で，その経過に影響を及ぼした複数の因子の一つとして，「本人の仕事に関する考え方・姿勢が変わらなかった」ことが重要視されていたと報告している。したがって今後は，復職して実際のストレス状況に遭遇しながらも，「復職CBGT」をどのように活用し〈自己完結的労働スタイル〉の緩和'がどのように維持されているか，あるいはさらに変容が生じているかについてフォローアップ調査をする必要がある。同時に，本論文において得られた結果を活用して切れ目のない支援をするために，職場側との連携の図り方なども模索していく必要があり，今後の課題である。

　本論文では，量的研究及び質的研究の相乗効果を意図して混合研究法を用いたが，質的研究アプローチの限界として，研究手続きによって高い客観性を得たり，統計的手法によって一般性を根拠づけたりすることが難しい点があげられる。

　本論文の量的研究は，抑うつ症状に対する「復職CBGT」の介入効果について対照群を設けずに前後比較試験のみの検討を行ったため，厳密な効果については今後の検討が必要である。

　CBTの設定には個人と集団がある。個人CBTでは例えば個別の問題を掘り下げられるメリットがあり，集団CBTでは例えば等質のメンバーの相互作用による効果が期待できるメリットがある。デメリットに関しても個人と集団では異なる点がある。今回は臨床上の制約から集団CBTによる介入デザインに限定されたため，個人CBTで介入した際には異なる結果が得られる可能性があり，両者の相違についての検討も今後の課題である。

　うつ病の発生には職場のみならず家庭などのストレスが相互作用している場合がある。本論文においては職場ストレスに限定して検討を行ったが，その他のストレス要因との相互作用を踏まえて幅広い視点に立った検討が行えると，うつ病労働者の再発及び再休職予防について別の視点からの意義ある

示唆が得られると期待できる。

　本論文では，うつ病を発症した労働者の中でも休職制度の利用が可能であり，「復職CBGT」参加時に体調がある程度改善し，且つ参加の機会が得られた比較的条件の整った者が対象であった。今後は，治療環境の確保が困難であったり重度のうつ病に罹患している者も視野に入れて支援の在り方を検討することが課題である。

引用文献

Abramson, L. Y., Seligman, M. E., Teasdale, J. D. (1978). Learned helplessness in humans: Critique and reformulation. *Journal of Abnormal Psychology, 87*, 49-74.

Addis, M. E., & Martell, C. R. (2004). *Overcoming Depression One Step at a Time: The New Behavioral Activation Approach to Getting Your Life Back*. Oakland, CA: New Harbinger Publications.（アディス，M. E.・マーテル，C. R.　大野　裕・岡本　泰昌（監訳）うつの行動活性化療法研究会（訳）（2012）．うつを克服するための行動活性化練習帳——認知行動療法の新しい技法——　創元社）

秋山　剛（2004）．総合病院における職場復帰援助プログラム　島　悟（主任研修者）（2004）．うつ病を中心としたこころの健康障害をもつ労働者の職場復帰および職場適応支援方策に関する研究——平成14年度〜16年度　総合研究報告書——，54-57. 厚生労働科学研究費補助金　労働安全衛生総合研究事業

秋山　剛（2009）．うつ病リワークプログラムの経緯と背景　秋山　剛（監修）うつ病リワーク研究会　うつ病リワークプログラムのはじめ方（pp. 10-16）　弘文堂

秋山　剛・岡崎　渉・田島　美幸（2007）．特集II．うつ病からの復帰・復職をめざして——総合病院精神科における取り組み——　精神科, *11*, 454-459.

秋山　剛・大野　裕（監修）岡田　佳詠・田島　美幸・中村　聡美（2008a）．さあ！はじめよう　うつ病の集団認知行動療法　医学映像教育センター

秋山　剛・山岡　由実・田島　美幸・岡崎　渉（2008b）．職場との連携——上司，人事担当，保健師，産業医——　精神科治療学, *23*, 963-970.

American Psychiatric Association. (1987). *Diagnostic and Statistical Manual of Mental Disorders: DSM-III-R*. Washington, DC: American Psychiatric Association.（アメリカ精神医学会　高橋　三郎（訳）（1988）．DSM-III-R——精神障害の診断・統計マニュアル——　医学書院）

American Psychiatric Association (2000). *Diagnostic and Statistical Manual of Mental Disorders (4th ed.) Text Revision: DSM-IV-TR*. Washington, DC: American Psychiatric Association.

American Psychiatric Association (2013). *The Diagnostic and Statistical Manual of Mental Disorders: Fifth Edition: DSM-5*. Arlington, Va: American Psychiatric Publishing.（アメリカ精神医学会　日本精神神経学会（監修）髙橋 三郎・大野 裕・染矢 俊幸・神庭 重信・尾崎 紀夫・三村 將・村井 俊哉（翻訳）（2014）.DSM-5──精神疾患の診断・統計マニュアル──　医学書院）

Andersson G., & Cuijpers P. (2009). Internet-Based and Other Computerized Psychological Treatments for Adult Depression. *Cognitive Behaviour Therapy, 38*, 196-205.

Beck, A. T. (1976). *Cognitive Therapy and the Emotional Disorders*. New York, NY: Meridian.（ベック, A. T.　大野 裕（訳）（1990）.認知療法──精神療法の新しい発展──（認知療法シリーズ）　岩崎学術出版社）

Beck, A. T., Rush, A. J., Shaw, B. F., & Emery, G. (1979). *Cognitive Therapy of Depression*. New York, NY: Guilford Press.（ベック, A. T.・ラッシュ, A. J.・ショー, B. F.・エメリー, G.　坂野 雄二（監訳）・神村 栄一・清水 里美・前田 基成（共訳）（2007）.認知療法の定義　うつ病の認知療法──新版──（認知療法シリーズ）　岩崎学術出版社）(pp. 3-6)

Beck, A. T., Steer, R. A., Ball, R., & Ranieri, W. (1996). Comparison of Beck Depression Inventories -IA and -II in psychiatric outpatients. *Journal of Personality Assessment, 67*, 588-97.

Beck, A. T., Steer, R. A., & Brown, G. K. (1996). *The Beck Depression Inventory-2nd ed. Manual*. San Antonio, TX: The Psychological Corporation.

Beck, A. T., Ward, C. H., Mendelson, M., Mock, J., & Erbaugh, J. (1961). An inventory for measuring depression. *Archives of General Psychiatry, 4*, 561-571.

Beck, J. S.（2005）. *Cognitive Therapy for Challenging Problems: What to Do When the Basics Don't Work*. New York, NY: Guilford Press.（ベック, J. S.　伊藤 絵美・佐藤 美奈子（訳）（2007）.認知療法実践ガイド──困難事例編──（続・ジュディス・ベックの認知療法テキスト）　星和書店）

Beck, J. S. (1995). Cognitive Therapy: *Basics and Beyond*. New York, NY: Guilford Press.（ベック, J. S.　伊藤 絵美・神村 栄一・藤澤 大介（訳）（2004）.認知療法実践ガイド・基礎から応用まで──ジュディス・ベックの認知療法テキスト──　星和書店）

Bieling, Peter J., McCabe, Randi E., Antony, Martin M. (2009). *Cognitive-Behavioral Therapy in Groups* (1st Edition). The Guilford Press.

Bion, W. R. (1957). Differentiation of the psychotic from nonn-psychotic personaliries. In spillius, E. B. (Ed) (1998). *Melanie Klein Today*. (Vol. 1) London: Routledge.（義村　勝（訳）（1993）．精神病人格と非精神病人格の識別．E. B. スピリウス編，松木邦裕監訳，メラニー・クライン　トゥデイ①．　岩崎学術出版社）

Bosc, M., Dubini, A., & Polin, V. (1997). Development and validation of a social functioning scale, the Social Adaptaion Self-evaluation Scale. *European Neuropsychopharmacology, 7,* 57-70.

Bostwick, J. M., & Pankratz, V. S. (2000). Affective Disorders and Suicide Risk: A Reexamination. *American Journal of Psychiatry, 157,* 1925-1932.

Burlingame, G. M., Fuhriman, A., & Johnson, J. E. (2002). Cohension in group psychotherapy. In J. C. Norcross (Ed). *Psychotherapy relationships that work: Therapist contributions and responsiveness to patients* 71-87. New York: Oxford University Press.

Burlingame, G. M., MacKenzie, K. R., & Strauss, B. (2004). Small-group treatment: Evidence for effectiveness and mechanisms of change. In M. J. Lambert., A. E. Bergin., & S. L. Garfield(Eds.), *Bergin and Garfield's handbook of psychotherapy and behavior change* 5th ed., 647-696. New York: Wiley.

張　賢德・広瀬　徹也（2002）．気分障害診断の実際――伝統的診断と操作的診断の意味――　精神科治療学，*17*（増），9-19.

中央労働災害防止協会（2012）．改訂　心の健康問題により休業した労働者の職場復帰支援の手引き――メンタルヘルス対策における職場復帰支援――　中央労働災害防止協会

Clark, D. A., Beck, A. T., & Alford, B. A. (1999). *Scientific Foundations of Cognitive Theory and Therapy of Depression.* New York, NY: John Wiley & Sons.

Cockshaw, W. D., Shochet, I. M., & Obst, P. L. (2014). Depression and Belongingness in General and Workplace Contexts: A Cross-Lagged Longitudinal Investigation. *Journal of Social and Clinical Psychology, 33,* 448-462.

Creswell, J. W. (2002). *Research Design: Qualitative, Quantitative, and Mixed Methods Approaches* (2nd ed.). Thousand Oaks, CA: Sage Publications.（クレスウェル，J. W.　操　華子・森岡　崇（訳）（2007）．研究デザイン――質的・量的・そしてミックス法――　日本看護協会出版会）

Creswell, J. W. (2014). *A Concise Introduction to Mixed Methods Research* (Sage Mixed Methods Research). Thousand Oaks, CA: Sage Publications.

Creswell, J. W., & Clark, V. L. P. (2010). *Designing and Conducting Mixed Methods Research* (2nd ed.). Thousand Oaks, CA: Sage Publications.（クレスウェル，

J. W.・クラーク, V. L. P. 大谷 順子（訳）(2010). 人間科学のための混合研究法――質的・量的アプローチをつなぐ研究デザイン―― 北大路書房）

Degl' Innocenti, A., Ågren, H., & Bäckman, L. (1998). Executive deficits in major depression. *Acta Psychiatrica Scandinavica, 97*, 182-188.

Dobson, K. S., & Shaw, B. F. (1986). Cognitive assessment with major depressive disorders. *Cognitive Therapy and Research, 10*, 13-29.

独立行政法人労働政策研究・研修機構（2012）. 職場におけるメンタルヘルスの実態 職場におけるメンタルヘルス対策に関する調査（独立行政法人労働政策研究・研修機構調査シリーズ, 100), 11-22.

独立行政法人労働者健康福祉機構（2006）. 職場における心の健康づくり――労働者の心の健康の保持増進のための指針―― 厚生労働省

D' Zurilla, T. J. (1990). Development and preliminary evaluation of the Social Problem-Solving Inventory (SPSI). *Psychological Assessment, 2*, 156-163.

D' Zurilla, T. J., Nezu, A. M., & Maydeu-Olivares, A. (2002). *Social Problem-Solving Inventory (Revised) (SPSI-R): Technical manual.* North Tonawanda, NY: Multi-Health Systems.

Ekers, D., Richards, D., & Gilbody S. (2008). A meta-analysis of randomized trials of behavioural treatment of depression. *Psychological Medicine, 38*, 611-623.

Endo, M., Haruyama, Y., Muto, T., Yuhara, M., Asada, K., & Kato, R. (2013). Recurrence of Sickness Absense Due to Depression after Returning to Work at a Japanese IT Company. *Industrial Health, 51*, 165-171.

Endo, M., Muto, T., Haruyama, Y., Yuhara, M., Sairenchi, T., & Kato, R. (2015). Risk factors of recurrent sickness absence due to depression: a two-year cohort study among Japanese employees. *International Archives of Occupational and Environmental Health, 88*, 75-83.

Engel, G. L. (1977). The need for a new medical model: a challenge for biomedicine. *Science*, 196, 129-136.

Farberow, N. L. (1972). Vital Process in Suicide Prevention: Group Psychotherapy as a Community of Concern. *Suicide and Life-Threatening Behavior, 2*, 239-251.

Fava, G. A., Grandi, S., Zielezny, M., Canestrari, R., & Morphy, M. A. (1994). Cognitive behavioral treatment of residual symptoms in primary major depressive disorder. *The American Journal of Psychiatry, 151*, 1295-1299.

Feng, C. Y., Chu, H., Chen, Y. S., Chang, Y. S., Chen, T. H., Chou, Y. H., Chang, Y. C., & Chou, K. R. (2012). The effect of cognitive behavioral group therapy for depression: a meta-analysis 2000-2010. *Worldviews on Evidence-Based Nursing Volume 9*, (Issue 1), 2-17.

Fournier, J. C., DeRubeis, R. J., Amsterdam, J., Shelton, R. C., & Hollon, S. D. (2015). Gains in employment status following antidepressant medication or cognitive therapy for depression. *The British Journal of Psychiatry, 206*, 332-338.

Franche, R. L., Cullen, K., Clarke, J., Irvin, E., Sinclair, S., Frank, J., & Institute for Work & Health (IWH) Workplace-Based RTW Intervention Literature Review Research Team (2005). Workplace-based return-to-work interventions: a systematic review of the quantitative literature. *Journal of Occupational Rehabilitation, 15*, 607-631.

Glaser, B. G., & Strauss, A. L. (1967). *The Discovery of Grounded Theory: Strategies for Qualitative Research*. St. Louis, MO: Aldine de Gruyter. (グレイザー，B. G.・ストラウス，A. L.　後藤　隆・大出　春江・水野　節夫 (訳) (1996). データ対話型理論の発見──調査からいかに理論をうみだすか──　新曜社)

後藤牧子・上田展久・吉村玲児・柿原慎吾・加治恭子・山田恭久・新開浩二・中島満美・岩田昇・樋口輝彦・中村純 (2005). Social Adaptation Self-evaluation Scale (SASS) 日本語版の信頼性および妥当性　精神医学，*47*, 483-489.

Greenberger, D., & Padesky, C. A. (1995). *Mind Over Mood: Change How You Feel By Changing the Way You Think*. New York, NY: Guilford Press. (グリーンバーガー，D.・パデスキー，C. A.　大野　裕 (監訳)・岩坂　彰 (訳) (2001). うつと不安の認知療法練習帳　創元社)

Greene, J. C., Caracelli, V. J., & Graham, W. F. (1989). Toward a conceptual framework for mixed-method evaluation designs. *Educational Evaluation and policy Analysis, 11*, 255-274.

Hamilton, M (1960). A rating scale for depression. *Journal of Neurology, Neurosurgery and Psychiatry. 23*, 56-62.

原谷　隆史・川上憲人・荒記俊一 (1993). 日本語版 NIOSH 職業性ストレス調査票の信頼性および妥当性　産業医学，*35*, 214.

原谷　隆史 (1995). 日本語版 NIOSH 職業性ストレス調査票の心理測定学的特性　産業衛生学雑誌，*37* (臨時増刊), 156.

原谷　隆史 (1998). 質問紙による健康測定──第8回 NIOSH 職業性ストレス調査票

―― 産業衛生学雑誌, *40*, 31-32.

原谷 隆史（2004）．NIOSH 職業性ストレス調査票の活用　産業精神保健, *12*, 12-19.

畑田 惣一郎・野添 新一（2014）．遷延性うつ病における職場復帰の阻害要因と認知行動療法の介入による予後についての検討　心身医学, *54*, 445-453.

Hees, H. L., Koeter, M. W., & Schene, A. H.（2013）. Longitudinal relationship between depressive symptoms and work outcomes in clinically treated patients with long-term sickness absence related to major depressive disorder. *Journal of Affective Disorders, 148*, 272-277.

Hippocrates（紀元前3世紀ごろ）．*Corpus Hippocraticum*（大槻 真一郎（編訳）・石渡 隆司・岸本 良彦・今井 正浩・大槻 マミ太郎・小林 晶子・近藤 均・酒井 明夫・佐々木 真理・月川 和夫・藤原 博・矢内 義顕・渡邉 義嗣（訳）（1985-1988）．ヒポクラテス全集　エンタープライズ）

平木 典子（1993）．アサーショントレーニング――さわやかな自己表現のために――日本・精神技術研究所

平山 栄治（2004）．ループ・アプローチ　亀口 憲治（編）臨床心理学全書 第10巻 臨床心理面接技法3（pp. 72-122）　誠信書房

廣 尚典（2004）．うつ病の職場復帰および職場再適応に影響を及ぼす因子に関する検討　島 悟（主任研修者）（2004）．うつ病を中心としたこころの健康障害をもつ労働者の職場復帰および職場適応支援方策に関する研究――平成15年度総括・分担研究報告書――, 35-42. 厚生労働科学研究研究費補助金　労働安全衛生総合研究事業

Hirschfeld, R. M. A., Dunner, D. L., Keitner, G., Klein, D. N., Koran, L. M., Kornstein, S. G., ...Keller, M. B.（2002）. Does psychosocial functioning improve independent of depressive symptoms?: a comparison of nefazodone, psychotherapy, and their combination. *Biological Psychiatry, 51*, 123-133.

Hollon, S. D., & Kendall, P. C.（1980）. Cognitive self-statements in depression: Development of an automatic thoughts questionnaire. *Cognitive Therapy and Research, 4*, 383-395.

堀 輝・香月 あすか・守田 義平・吉村 玲児・中村 純（2013）．うつ病勤労者の復職成功者と復職失敗者の差異の検討　精神科治療学, *28*, 1063-1066.

Hurrell, J. J., & Mc Laney, M. A.（1988）. Exposure to job stress: A new psychometric instrument. *Scandinavian Journal of Work, Environment & Health, 14*, 27-28.

井口 博登（2013）．認知療法の併用が奏効した内因性うつ病初発症例の寛解・復職過程——発生的認識論による構造化—— 臨床精神病理, *34*, 9-23.

井上 洋士（2013）．ヘルスリサーチの方法論（放送大学大学院教材） 放送大学教育振興会

岩壁 茂（2010）．はじめて学ぶ臨床心理学の質的研究——方法とプロセス—— 岩崎学術出版社

抱井 尚子（2014）．Mixed Methods Research の新たなる幕開け（特集 Mixed Methods Research——その意義と可能性） 看護研究, *47*, 183-193.

抱井 尚子（2015a）．混合研究法の手続き（その1） 看護研究, *48*, 286-291.

抱井 尚子（2015b）．混合研究法の手続き（その2） 看護研究, *48*, 500-506.

Kaltenthaler, E., Sutcliffe, P., Parry, G., Beverley, C., Rees, A., & Ferriter, M. (2008). The acceptability to patients of computerized cognitive behaviour therapy for depression: a systematic review. *Psychological Medicine, 38*, 1521-1530.

上島 国利（編）（2003）．精神1——躁うつ病—— 泉 孝英・上島 国利・祖父江 元・垂井 清一郎・千葉 勉・千原 和夫…宮坂 信之（監修）最新医学別冊 新しい診断と治療の ABC 9 最新医学社

上島 国利（編）（2008）．働く人のうつ病 中山書店

笠原 嘉（2002）．薬物療法を補完する小精神療法と社会復帰療法 精神科治療学, *17*, 79-84.

加藤 忠史（2014）．抑うつ障害群 神庭 重信（編）DSM-5を読み解く（p.67） 中山書店

川上 憲人（2006）．世界のうつ病，日本のうつ病——疫学研究の現在—— 医学のあゆみ, *219*, 925-929.

川喜田 二郎（1970）．続・発想法－KJ 法の展開と応用 中公新書

慶應義塾大学認知行動療法研究会（編）（2009）．うつ病の認知療法・認知行動療法治療者用マニュアル 精神療法の実施方法と有効性に関する研究（厚生労働科学研究費補助金こころの健康科学研究事業） Retrieved from http://www.mhlw.go.jp/bunya/shougaihoken/kokoro/dl/01.pdf（2015年8月14日）

Keller, M. (2001). Role of serotonin and noradrenaline in social dysfunction: a review of data on raboxetine and the Social Adaptation Self-evaluation Scale (SASS). *General Hospital Psychiatry, 23*, 15-19.

木下 康仁（1999）．グラウンデッド・セオリー・アプローチ——質的実証研究の再生

――（グラウンデッド・セオリー・アプローチシリーズ）　弘文堂
木下 康仁（2003）．グラウンデッド・セオリー・アプローチの実践　弘文堂
木下 康仁（2007）．ライブ講義 M-GTA――実践的質的研究法――修正版グラウンデッド・セオリー・アプローチのすべて――　弘文堂
木下 康仁（2009）．質的研究と記述の厚み―― M-GTA・事例・エスノグラフィー――（グラウンデッド・セオリー・アプローチシリーズ）　弘文堂
木下 康仁（2014）．グラウンデッド・セオリー論 現代社会学ライブラリー17　弘文堂
木下 康仁（編著）三毛 美予子・小嶋 章吾・嶌末 憲子・都筑 千景・水戸 美津子・佐川 佳南枝・小倉 啓子・酒井 都仁子・岡田 加奈子・中川 薫（2005）．分野別実践編 グラウンデッド・セオリー・アプローチ（グラウンデッド・セオリー・アプローチシリーズ）　弘文堂
吉良 安之（2002）．主体感覚とその賦活化――体験過程療法からの出発と展開――　九州大学出版会
北川 信樹・賀古 勇輝・渡邉 紀子・加藤 ちえ・川井 朋子・小山 司（2009）．うつ病患者の復職支援の取り組みとその有効性（シンポジウム：職場のメンタルヘルス最前線，2008年，第49回日本心身医学会総会（札幌））　心身医学, *49*, 123-131.
北原リハビリテーション病院（2010）．特集――うつ――　北原リハビリテーション病院 HP　Retrieved from
　　http://www.kitaharareha.com/mental/colum/depression/（2015年５月14日）
Kojima, M., Furukawa, T. A., Takahashi, H., Kawai, M., Nagaya, T., & Tokudome, S. (2002). Cross-cultural validation of the Beck Depression Inventory-II (BDI-II) in Japan. *Psychiatry Research*, *110*, 291-299.
厚生労働省 安全衛生キーワード――メンタルヘルス対策――　厚生労働省 職場のあんぜんサイト　Retrieved from
　　http://anzeninfo.mhlw.go.jp/yougo/yougo04_1.html（2015年９月20日）
厚生労働省（編）（2006）．厚生労働白書 平成18年版 持続可能な社会保障制度と支え合いの循環――「地域」への参加と「働き方」の見直し――　ぎょうせい
厚生労働省（2008）．平成19年労働者健康状況調査結果の概況　厚生労働省　Retrieved from
　　http://www.mhlw.go.jp/toukei/itiran/roudou/saigai/anzen/kenkou07/（2015年３月28日）

厚生労働省（2011a）平成23年患者調査――傷病分類編―― 厚生労働省 Retrieved from http://www.mhlw.go.jp/toukei/saikin/hw/kanja/10syoubyo/dl/h23syobyo.pdf（2015年5月10日）

厚生労働省（2011b）．心理的負荷による精神障害の認定基準について（厚生労働省労働基準局 基発1226第1号） 厚生労働省労働基準局 Retrieved from http://www.mhlw.go.jp/bunya/roudoukijun/rousaihoken04/dl/120118a.pdf（2015年8月15日）

厚生労働省（2013）．平成24年度「脳・心臓疾患と精神障害の労災補償状況」まとめ 厚生労働省 Retrieved from http://www.mhlw.go.jp/stf/houdou/2r98520000034xn0.html（2015年1月14日）

厚生労働省（2014）．平成25年「労働安全衛生調査（実態調査）」 厚生労働省 Retrieved from http://www.mhlw.go.jp/toukei/list/dl/h25-46-50_01.pdf（2015年1月14日）

厚生労働省（2015）．こころの耳――働く人のメンタルヘルス・ポータルサイト――心の健康確保と自殺や過労死などの予防―― 厚生労働省 Retrieved from http://kokoro.mhlw.go.jp/（2015年5月10日）

厚生労働省労働基準局（2015）．平成26年度「過労死等の労災補償状況」 厚生労働省労働基準局 Retrieved from http://www.mhlw.go.jp/stf/houdou/0000089447.html（2015年7月10日）

厚生労働省労働基準局安全衛生部（2014）．労働安全衛生法に基づくストレスチェック制度に関する検討会報告書 厚生労働省 Retrieved from http://www.mhlw.go.jp/bunya/roudoukijun/anzeneisei12/pdf/150511-6.pdf（2015年8月1日）

Kuppfer, D. J. (1991). Long-term treatment of depression. *Journal of Clinical Psychiatry, 52*, 28-34.

黒木 保博・横山 穣・水野 良也・岩間 伸之（2001）．グループワークの専門技術――対人援助のための77の方法―― 中央法規出版

Lagerveld, S. E., Blonk, R. W. B., Brenninkmeijer, V., Wijngaards-de Meij, L., & Schaufeli, W. B. (2012). Work-focused treatment of common mental disorders and return to work: A comparative outcome study. *Journal of Occupational Health Psychology, 17*, 220-234.

LaRocco, J. M., & Jones, A. P. (1978). Co-worker and leader support as moderators of stress-strain relationships in work situations. *Journal of Applied Psychology,*

63, 629-634.

Leahy, R. L. (2003). *Cognitive Therapy Teckniques: A Practitioner's Guide*. New York, NY: Guilford Press. (リーヒイ, R. L. 伊藤 絵美・佐藤 美奈子（訳）(2006). 認知療法全技法ガイド――対話とツールによる臨床実践のために――星和書店)

Levin, R. L., Heller, W., Mohanty, A., Herrington, J. D., & Miller, G. A. (2007). Cognitive Deficits in Depression and Functional Specificity of Regional Brain Activity. *Cognitive Therapy and Research, 31*, 211-233.

Lexis, M. A., Jansen, N. W., Huibers, M. J., van Amelsvoort, L. G. P. M., Berkouwer, A., Ton, G. T. A., van den Brandt, P. A., & Kant, I. (2011). Prevention of long-term sickness absence and major depression in high-risk employees: a randomised controlled trial. *Occupational and Environmental Medicine, 68*, 400-407.

Loeppke, R., Taitel, M., Richling, D., Parry, T., Kessler, R. C., Hymel, P., & Konicki, D. (2007). Health and Productivity as a Business Strategy. *Journal of Occupational & Environmental Medicine, 49*, 712-721.

Martell, C. R., Addis, M. E., & Jacobson, N. S. (2001). *Depression in Context: Strategies for Guided Action*. New York, NY: W. W. Norton. (マーテル, C. R.・アディス, M. E.・ジェイコブソン, N. S. 熊野 宏昭・鈴木 伸一（監訳）(2011). うつ病の行動活性化療法――新世代の認知行動療法によるブレイクスルー―― 日本評論社)

Martell, C. R., Dimidjian, S., & Herman-Dunn, R. (2010). *Behavioral Activation for Depression: A Clinician's Guide*. New York, NY: Guilford Press. (マーテル, C. R.・ディミジアン, S.・ハーマン―ダン, R. 坂井 誠・大野 裕（監訳）(2013). セラピストのための行動活性化ガイドブック――うつ病を治療する10の中核原則―― 創元社)

松永 美希・鈴木 伸一・岡本 泰昌・木下 亜紀子・吉村 晋平・山脇 成人 (2007). うつ病に対する集団CBTの展望 精神科治療学, *22*, 1081-1091.

松尾 雅・坂野 雄二 (2002). Social Problem-Solving Inventory-Revised (SPSI-R) 日本語版作成の試み 社会的問題解決能力尺度の信頼性・妥当性の検討（研究（ポスター）発表） 日本行動療法学会第28回大会発表論文集. 140-141.

McLeod, J. (2000). *Qualitative Research in Counselling and Psychotherapy*. Thousand Oaks, CA: Sage Publications. (マクレオッド, J. 下山 晴彦（監修）谷口

明子・原田 杏子（訳）（2007）．臨床実践のための質的研究法入門　金剛出版）

Merton, R. K. (1949). *Social theory and social structure.* New York, NY: Free Press.（マートン，R. K.　森 東吾・森 好夫・金沢 実・中島 竜太郎（訳）（1961）．社会理論と社会構造　みすず書房）

Mimura, C., & Griffiths, P. D. (2007). A Japanese version of the Rosenberg Self-Esteem scale: Translation and equivalence assessment. *Journal of Psychosomatic Research, 62,* 589-594.

森川 隆司・木村 真人（2011）．復職支援プログラムにおける自律訓練法の役割について　催眠と科学，*25,* 43-47.

森田 美登里（2008）．回避型コーピングの用いられ方がストレス低減に及ぼす影響　健康心理学研究，*21,* 21-30.

Muijzer, A., Brouwer, S., Geertzen, J. H., & Groothoff, J. W. (2012). Exploring factors relevant in the assessment of the return-to-work process of employees on long-term sickness absence due to a depressive disorder: a focus group study. *BioMed Central, Public Health, 12,* 103.

村山 航・及川 恵（2005）．回避的な自己制御方略は本当に非適応的なのか　教育心理学研究，*53,* 273-286.

Mynors-Wallis, L. (2005). *Problem-Solving Treatment for Anxiety and Depression: A Practical Guide.* New York, NY: Oxford University Press.（マイナーズ－ウォリス，L. 明智 龍男・平井 啓・本岡 寛子（監訳）（2009）．不安と抑うつに対する問題解決療法　金剛出版）

中村 聡美（2012）．メンタルヘルス　岡本記念財団研究助成報告集，*23,* 81-86．法研

中村 聡美（2015）．うつ病の企業従業員の職場ストレス処理に関わる認知および行動のプロセス　日本応用心理学研究，*41,* 156-166.

中村 聡美・秋山 剛・酒井 佳永・沼 初枝・岡田 佳詠・北村 文昭（2013）．うつ病再休職者における職場ストレス要因の検討――初回休職者との比較調査――　日本社会精神医学会雑誌，*22,* 10-19.

中村 聡美・田島 美幸・岡田 佳詠・秋山 剛（2011）治療論　大野 裕（編）うつ病治療ハンドブック　244-254　金剛出版

National Institute for Health and Care Excellence（2009）. *NICE guidelines [CG91]: Depression in adults with chronic physical health problem: recognition and management.* National Institute for Health and Care Excellence. Retrieved from http://www.nice.org.uk/guidance/cg91（2015年7月21日）

Nielsen, M. B. D., Bültmann, U., Amby, M., Christensen, U., Diderichsen, F., & Rugulies, R. (2010). Return to work among employees with common mental disorders: Study design and baseline findings from a mixed-method follow-up study. *Scandinavian Journal of Public Health, 38*, 864-72.

日本認知療法学会（2008）．認知療法とは　日本認知療法学会　Retrieved from http://jact.umin.jp/introduction.shtml（2015年8月15日）

日本産業精神保健学会（2005）．メンタルヘルスと職場復帰支援ガイドブック　中山書店

日本生産性本部メンタル・ヘルス研究所（2012）．「メンタルヘルスの取り組み」に関する企業アンケート調査　日本生産性本部メンタル・ヘルス研究所　Retrieved from http://www.js-mental.org/images/02/enquete2012.pdf（2015年5月10日）

日本うつ病学会気分障害の治療ガイドライン作成委員会（制作）伊賀　淳一・大森　哲郎・小笠原　一能・尾崎　紀夫・神庭　重信・杉山　暢宏…本村　啓介（2013）．日本うつ病学会治療ガイドライン――大うつ病性障害――　日本うつ病学会　Retrieved from http://www.secretariat.ne.jp/jsmd/mood_disorder/img/130924.pdf（2015年5月10日）

Noordik, E., Nieuwenhuijsen, K., Varekamp, I., van der Klink, J. J. L., & van Dijk, F. J. H. (2011). Exploring the return -to-work process for workers partially returned to work and partially on long-term sick leave due to common mental disorders: a qualitative study. *Disability and Rehabilitaion, 33*, 1625-1635.

能智　正博（2011）．質的研究法　下山　晴彦（編）臨床心理学をまなぶ6　東京大学出版会

Oei, T. P. S., & Dingle, G. (2008). The effectiveness of group cognitive behaviour therapy for unipolar depressive disorders. *Journal of Affective Disorders, 107*, 5-21.

緒方　一子・内山　喜久雄（2003）．増加する職場のうつに対する認知行動療法の適用　カウンセリング研究, *36*, 389-398.

岡田　佳詠（2006）．女性うつ病患者の認知の特徴と症状との関連　日本看護科学会誌, *26*(4), 93-101.

樋川　毅・多賀　千明・井上　和臣・山下　達久・中嶋　照夫（1996）．職場復帰に認知療法が奏効した反復性うつ病の一症例　精神科治療学, *11*, 479-485.

Okumura, Y., & Higuchi, T. (2011). Cost of Depression among Adults in Japan. *Pri-

mary Care Companion for CNS Disorders, 13, 1-9.

Okumura, Y., & Ichikura, K. (2014). Efficacy and acceptability of group cognitive behavioral therapy for depression:A systematic review and meta-analysis. *Journal of Affecive Disorders, 164*, 155-164.

大前 晋（2014）．抑うつ障害群　神庭 重信（編）DSM-5を読み解く　中山書店

大野 裕（2010）．認知療法・認知行動療法治療者用マニュアルガイド　星和書店

尾崎 紀夫（2006）．うつ病の職場復帰支援について――特集 職場に戻るためのメンタルヘルス――第3章 疾病別対応――復職と就労継続への支援――　精神科臨床サービス, *6*, 76-81.

Piper, W. E. (1994). Client Variables. In A. Fuhriman & G. M. Burlingame (Eds.), *Handbook of group psychotherapy: An empirical and clinical synthesis*, 83-113, New York: Wiley.

Power, M. J., Katz, R., McGuffin, P., Duggan, C. F., Lam, D., & Beck, A. T. (1994). The Dysfunctional Attitude Scale (DAS): Comparison of Forms A and B and Proposals for a New Subscaled Version. *Journal of Research in Personality, 28*, 263-276.

Robinson, L. A., Berman, J. S., & Neimeyer, R. A. (1990). Psychotherapy for the treatment of depression: A comprehensive review of controlled outcome research. *Psychological Bulletin, 108*, 30-49.

Rogers, M. A., Kasai, K., Koji, M., Fukuda, R., Iwanami, A., Nakagome, K., ...Kato, N. (2004). Executive and prefrontal dysfunction in unipolar depression: a review of neuropsychological and imaging evidence. *Neuroscience Research, 50*, 1-11.

Rosenberg, M. (1965). *Society and the adolescent self-image*. Princeton, NJ: Princeton University Press.

佐渡 充洋・稲垣 中・是木 明宏・藤澤 大介・武智 小百合・吉村 公雄（2011）．「精神疾患の社会的コストの推計」事業報告書 平成22年度厚生労働省障害者福祉総合推進事業補助金　学校法人慶應義塾

Sado, M., Shirahase, J., Yoshimura, K., Miura, Y., Yamamoto, K., Tabuchi, H., ...Mimura, M. (2014). Predictors of repeated sick leave in the workplace because of mental disorders. *Neuropsychiatric Disease and Treatment, 10*, 193-200.

Sado, M., Yamauchi, K., Kawakami, N., Ono, Y., Furukawa, T. A., Tsuchiya, M., ...WMH-J 2002-2006 Survey Group. (2011). Cost of depression among adults in

Japan in 2005. *Psychiatry and Clinical Neurosciences, 65*, 442-450.
戈木クレイグヒル 滋子（2006）．ワードマップ グラウンデッド・セオリー・アプローチ――理論を生みだすまで――　新曜社
西條 剛央（2005）．質的研究論文執筆の一般技法――関心相関的構成法――　質的心理学研究（日本質的心理学会），*4*，186-200.
坂元 薫（2005）．うつ病の病前性格・心因・状況因　第129回日本医学会シンポジウム記録集――うつ病――，15-23.
佐藤 寛・高橋 史・松尾 雅他（2006）．Social Problem-Solving Inventory: Revised （SPRI-R）日本語版の製作と信頼性・妥当性の検討　行動療法研究，*32*，15-30.
Schneider, J., Foroushani, P. S., Grime, P., & Thornicroft, G. (2014). Acceptability of online self-help to people with depression: users' views of MoodGYM versus informational websites. *Journal of Medical Internet Research, 16* (3), e90.
Segal, Z. V., Williams, J. M. G., & Teasdale, J. D. (2002). *Mindfulness-based Cognitive Therapy for Depression: A New Approach to Preventing Relapse.* New York, NY: Guilford Press.（シーガル, Z. V.・ウィリアムス, J. M. G.・ティーズデール, J. D.　越川 房子（監訳）（2007）．マインドフルネス認知療法――うつを予防する新しいアプローチ――　北大路書房）
Shaw, B. F. (1977). Comparison of cognitive therapy and behavior therapy in the treatment of depression. *Journal of Consulting and Clinical Psychology, 45*, 543-551.
芝 伸太郎（1999）．日本人という鬱病　人文書院
島 悟（2004）．精神障害による疾病休業に関する調査　産業精神保健，*12*，51-54.
清水 馨・鈴木 伸一（2011）．特集：認知／行動療法――うつ病の認知行動療法の実際――　心身医学，*51*，1079-1087.
Simons, A. D., Garfield, S. L., & Murphy, G. E. (1984). The Process of Change in Cognitive Therapy and Pharmacotherapy for Depression: Changes in Mood and Cognition. *Archives of General Psychiatry, 41*, 45-51.
総務省（編）（2014）．我が国の労働力人口における課題　総務省　情報通信白書平成26年版（pp. 198-203）　日経印刷
Strauss, A., & Corbin, J. M. (1998). *Basics of Qualitative Research: Techniques and Procedures for Developing Grounded Theory (2nd ed.)* Thousand Oaks, CA: Sage Publications.（ストラウス, A.・コービン, J. M.　操 華子・森岡 崇（訳）（2004）．質的研究の基礎――グラウンデッド・セオリー開発の技法と手順

――第2版　医学書院）
鈴木　伸一・岡本　泰昌・松永　美希（編）松永　美希・吉村　晋平・国里　愛彦・鈴木　伸一（2011）．うつ病の集団認知行動療法　実践マニュアル――再発予防や復職支援に向けて――　日本評論社
集団認知行動療法研究会（監修）大野　裕・秋山　剛・坂野　雄二・松永　美希・岡本　泰昌・鈴木　伸一…仲本　晴男（2011）．さあ！やってみよう集団認知行動療法――うつ・不安への支援のために――　医学映像教育センター
集団認知行動療法研究会（2015）．集団認知行動療法とは（集団認知行動療法研究会第15回基礎研修会テキスト）
Tajima, M., Akiyama, T., Numa, H., Kawamura, Y., Okada, Y., Sakai, Y., ...Power, M. J. (2007). Reliability and validity of the Japanese version of the 24-item Dysfunctional Attitude Scale. *Acta Neuropsychiatrica, 19*, 362-367.
田島　美幸・中村　聡美・秋山　剛・大野　裕（2007）．職場復帰のための認知行動療法（職場復帰―うつかなまけか）　こころの科学, *135*, 61-66.
田島　美幸・中村　聡美・岡田　佳詠・大野　裕・秋山　剛（2010a）．うつ病休職者のための集団認知行動療法の効果の検証　産業医学ジャーナル, *33*（1）, 54-59.
田島　美幸・岡田　佳詠・中村　聡美・音羽　健司・沼　初枝・大野　裕・秋山　剛（2010b）．うつ病休職者を対象とした集団認知行動療法の効果検討　精神科治療学, *25*, 1371-1378.
高木　淳彦・豊国　和代・田中　さち・安田　鶴子・荒川　操・平野　栄子・伊藤　清一（2007）．復職支援プログラムの試み　通信医学, *59*, 223-226.
高塩　理（2008）．治療のコツ，企業への対応――大学病院での実践――　上島　国利（編）働く人のうつ病（pp. 248-255）　中山書店
田中　克俊（2005）．職場復帰支援の基本的な考え方　日本産業精神保健学会（編）メンタルヘルスと職場復帰支援ガイドブック（p. 25）　中山書店
丹下　智香子・横山　和仁（2007）．事業所におけるメンタルヘルス事例の実態とケアの実施状況　産業衛生学雑誌, *49*, 59-66.
丹野　義彦（2001）．エビデンス　臨床心理学――認知行動理論の最前線――　日本評論社
田上　明日香（2011）．うつ病休職者の社会機能および職場復帰の困難感におよぼす認知行動的要因の影響　日本心理学会第75回大会発表論文集, L027-3502.
田上　明日香・伊藤　大輔・清水　馨・大野　真由子・白井　麻理・嶋田　洋徳・鈴木　伸一（2012a）．うつ病休職者の職場復帰の困難感と社会機能およびうつ症状との関

連――職場復帰の困難感尺度の作成―― 行動療法研究, *38*, 11-22.

田上 明日香・伊藤 大輔・清水 馨・大野 真由子・白井 麻理・嶋田 洋徳・鈴木 伸一 (2012b). うつ病休職者に対する心理職による集団認知行動療法の効果――うつ症状,社会機能,職場復帰の困難感の視点から――(〈特集〉日本における心理士によるうつ病に対する認知行動療法のエビデンス) 行動療法研究, *38*, 193-202.

Teasdale, J. D. (1985). Psychological treatments for depression: How do they work? *Behaviour Research and Therapy, 23*, 157-165.

Teddlie, C., & Tashakkori, A. (2009). *Foundations of Mixed Methods Research: Integrating Quantitative and Qualitative Approaches in the Social and Behavioral Sciences.* Thousand Oaks, CA: Sage Publications.

Tellenbach, H. (1961). *Melancholie: Zur Problemgeschichte, Typologie, Pathogenese und Klinik.* Berlin Heidelberg: SPRINGER-VERLAG.(テレンバッハ, H. 木村 敏(翻訳)(1985). メランコリー(改訂増補版) みすず書房)

内山 真(2014). 双極性障害および関連障害群,抑うつ障害群,睡眠―覚醒障害群 神庭 重信(総編集) DSM-5を読み解く――伝統的精神病理,DSM-IV,ICD-10をふまえた新時代の精神科診断―― 中山書店

上田 知子・深間 内文彦・榎本 稔(2012). 利用者が体験する『休職』と『リワークプログラム』――うつ病のリワークプログラムに関する一考察―― 外来精神医療, *12*, 40-47.

うつ病リワーク研究会(2015). リワーク施設一覧 うつ病リワーク研究会 Retrieved from http://www.utsu-rework.org/list/members/index2.html(2015年5月10日)

Vittengl, J. R., Clark, L. A., Dunn, T. W., & Jarrett, R. B. (2007). Reducing relapse and recurrence in unipolar depression: A comparative meta-analysis of cognitive-behavioral therapy's effects. *Journal of Consulting and Clinical Psychology, 75*, 475-488.

Wang, P. S., Simon, G. E., Avorn, J., Azocar, F., Ludman, E. J., McCulloch, J., ... Kessler, R. C. (2007). Telephone screening, outreach, and care management for depressed workers and impact on clinical and work productivity outcomes: a randomized controlled trial. *Journal of the American Medical Association, 298*, 1401-1411.

渡部 芳徳・宍戸 壽明・堀越 立・穂積 登・上島 国利(2008). Olanzapine の併用

とうつ病専門精神科デイケアでの認知行動療法により社会復帰した治療抵抗性うつ病の2例　臨床精神薬理, *11*, 1719-1727.

Weishaar, M. E. (1993). *Aaron T Beck.* (Key Figures in Counselling and Psychotherapy series) Thousand Oaks, CA: Sage Publications.（ワイスハー, M. E. 大野　裕（監修）岩坂　彰・定延　由紀（訳）(2009).　アーロン・T・ベック——認知療法の成立と発展——　創元社）(pp. 44-48)

World Health Organization (2001). *Impact of Disorders.* The World Health Report 2001: Mental Health: New Understanding, New Hope (World Health Organization), 24-29.

World Health Organization International Consortium in Psychiatric Epidemiology (2000). Cross-national comparisons of the prevalences and correlates of mental disorders. *Bulletin of the World Health Organization, 78*, 413-426.

Wright, J. H., Basco, M. R., & Thase, M. E. (2006). *Learning Cognitive-Behaviorar Therapy: An Illustrated Guide.* American Psychiatric Publishing.（ライト, J. H.・バスコ, M. R.・テーズ, M. E.　大野　裕（訳）(2007).　認知行動療法の基本原則　認知行動療法トレーニングブック　医学書院）(pp. 1-30)

Wright, J. H., Beck, A. T., & Thase, M. (2003). Cognitive therapy. In Hales, R. E., & Yudofsky, S. C. (Eds.) *The American Psychiatric Publishing Textbook of Clinical Psychiatry* (4th ed.) (pp. 1245-1284). Washington, DC: American Psychiatric Publishing.

Wright, J. H., Turkington, D., Kingdon, D. G., & Basco, M. R. (2009). *Cognitive-Behavior Therapy for Severe Mental Illness: An Illustrated Guide.* Arlington, VA: American Psychiatric Association Publishing.（ライト, J. H.・ターキントン, D.・キングドン, D. G.・バスコ, M. R.　古川　壽亮（監訳）木下　善弘・木下　久慈（訳）(2010).　心理教育（ノーマライジングと心理教育）　認知行動療法トレーニングブック——統合失調症・双極性障害・難治性うつ病編——　医学書院）(pp. 79-88)

矢倉　尚典（2011）．企業における健康問題への取り組みの視点　日本労働研究雑誌, *612*, 51-61.

Yalom, I. D. (1995). *The theory and practice of group psychotherapy* (4th ed.). New York, NY: Basic Books.（ヤーロム, I. D.　中久喜雅文・川室　優（監訳）(2012).　ヤーロム　グループサイコセラピー——理論と実践——　西村書店）

Yalom, I. D. (2003). *The Gift of Therapy: An Open Letter to a New Generation of*

Therapists and Their Patients. Piatkus Books.（アーヴィン・ヤーロム　岩田真理（訳）（2007）．ヤーロムの心理療法講義　白揚社）

山本　耕太（2014）．日本の臨床心理学領域におけるグラウンデッド・セオリー・アプローチ（GTA）を用いた研究の概観　立教大学臨床心理学研究, *8*, 57-65.

横山　太範・横山　亜由美（2011）．臨床心理学の最新知見（第61回）リワークについて　臨床心理学, *11*, 436-441.

あとがき

　本書のタイトルは「うつ病休職者の集団認知行動療法に関する混合型研究」です。書き始め当初の仮タイトルは，幾度か変更を重ね，最終的に外せず残した言葉に「集団」と「混合」が含まれています。個人を対象に実施されることが多い認知行動療法を複数の患者が「集団」で行う心理療法と，歴史的に見て交わることが少なかった量的研究と質的研究という複数のアプローチを「混合」する研究手法には，いずれも相乗効果への期待，つまり複数の要因が同時に働くことで，個々の要因がもたらす以上の結果を生じることへの期待が込められています。

　うつ病を発症して休職をしている方々は，日々の生活の中で時に希望を失いかけながらも復職及び就労継続を目指して困難を乗り越えようと様々な努力をしています。集団認知行動療法では，認知行動療法を学ぶ目的意識を持った方々が，それぞれの辛さに共感し工夫を分かち合うことで，一人では限界を感じている考え方や問題解決のバリエーションの広がりを体験しています。私たちはそこでの相乗効果が最大限に発揮されるようにサポートしています。

　また，科学的に治療効果を検証する医療領域では量的研究が主流です。一方，心理療法の多くは患者の語りの積み重ねであり，語りなくして心理療法の効果を判断することは一部の技法を除き不可能に近いといえるでしょう。その意味で混合型研究は，医療と心理臨床が重なる領域において，患者理解や介入に関する示唆を得るのに適した研究法であると感じています。

　「集団認知行動療法」の臨床場面で生じている現象を，「混合型研究」という手法で検討した本書が，うつ病で休職している方々にわずかでも貢献できれば幸いです。

なお，本書を作成するにあたり，多くの方々からご指導，ご支援，ご協力を賜りました。

　NTT東日本関東病院精神神経科部長の秋山剛先生には，病院臨床における研究についてご指導戴くと共に，研究機会及びフィールドを与えて下さり感謝しております。青山学院大学教育人間科学部教授の北村文昭先生には，長年に亘りご指導戴くと共に，心理学領域における研究を継続するための居場所を与え続けて下さり，心より感謝をしております。博士論文の作成にあたり，M-GTAに関しては初学者としてのスタートでしたが，研究会では立教大学社会学部教授の木下康仁先生から貴重なご助言を賜ると共に，ヤマザキ学園大学動物看護学部教授の小倉啓子先生には，研究会での発表を機に，質的研究の論文投稿に至るまで大変親身にご指導を賜り深く感謝しております。青山学院大学国際政治経済学部教授の抱井尚子先生からは，日本混合研究法学会理事長としてご多忙の中，時間を割いて戴き明快なご助言を戴きました。立正大学心理学部教授の沼初枝先生からは，臨床研究の前提として重要な心理臨床家としての姿勢を学ばせて戴き感謝しております。博士論文の作成を諦めかけた際には支えて戴き勇気をもって前に進むことができました。筑波大学人間系教授の沢宮容子先生のご指導なくして本書の出版は実現しなかったと思います。先生には深く感謝しております。また，NTT東日本関東病院にて集団認知行動療法を担当されている先生方，常に励まして下さった同僚及び博士後期課程在籍中に伴走して下さった同期の皆様，本当にありがとうございました。おかげさまにて，このような研究成果をまとめることができました。この場をおかりして心から感謝の意を表します。

　何よりも，「職場復帰のための集団認知行動療法」にご参加いただき研究に協力して下さいましたうつ病で休職されている多くの皆様に心より深く感謝申し上げます。

　最後になりましたが，風間書房の風間敬子氏には，本書の出版にあたり細やかなご支援をいただきましたこと，厚く御礼申し上げます。

なお，本書は，独立行政法人日本学術振興会平成29年度科学研究費助成事業（科学研究費補助金）（研究成果公開促進費）（「学術図書」JP17HP5206）の助成により出版することが出来ました。記して，深謝いたします。

　　2018年1月

中 村 聡 美

資料1：研究協力依頼書

「職場復帰のための集団認知療法・アサーショントレーニング」 調査研究協力のお願い

　私たちは、これまでにうつ病で休職されている方を対象に「職場復帰のための集団認知療法」を行ってきました。今回、アサーショントレーニングのプログラムを付け加え、プログラムの効果を評価するための調査研究を行います。プログラムには無料でご参加いただけます。ご関心のある方は、以下のお問合せ先までEmailでご連絡下さい。

プログラムの内容

　講義・ディスカッション・ワークを通して認知療法の基礎を学びます。職場での悩みや復職の問題についてみんなで話し合い、職場復帰するための準備性を整えます。

- セッション　週1回（約90分）×8回
- 開始時期、時間帯
    1. 8月下旬開始
        ①○曜午前、②○曜午後、③○曜午前
    2. 11月上旬開始
        ④○曜午前、⑤○曜午後、⑥○曜午前

> （注意！）①から⑥までの6グループのいずれかにご参加いただきます。グループの指定はこちらでさせていただきます。ご希望に添えない場合がありますが、あらかじめご了承ください。

- 開催担当　○○○○
- 開催場所　○○○○
    　URL:○○○○
- 参加費用　無　料

対象者

- 年齢　18歳～55歳　　　　　・性別　不問
- 精神科や心療内科に通院中であり、「大うつ病性障害」の診断を有する方
- 病気休暇・休職していて職場復帰を目指している方
    （再就職を目指している方は募集の対象となりません）
- 主治医より参加を認められた方

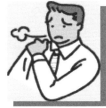

- 現在、薬物療法のみの治療をおこなっている方（カウンセリング、心理療法等を受けていない方）

【 以下の方には、面接の上、参加をご遠慮願うことがあります 】
- 症状が重症な方
- 脳卒中など、脳への損傷がある方
- 物質依存障害（アルコールや薬物等）がある方
- ギャンブル依存、摂食障害がある方
- 重度の身体合併症がある方

問合せ方法

　ご関心のある方は以下宛までメールでお問い合わせ下さい。こちらから調査研究の詳細をご説明させていただきます。定員になり次第、募集を終了いたします。

```
問い合わせ先
　職場復帰のための集団認知療法
　　　Email　　〇〇〇〇
```

認知療法とは？

　認知療法とはペンシルバニア大学認知療法センターの精神科医　アーロン・ベック（Aaron T. Beck）が考案した新しいタイプの精神療法です。うつ病をはじめ様々な精神疾患に対して効果的であることがわかっており、アメリカ精神医学会の治療ガイドラインでは軽・中度のうつ病の第一選択治療のひとつとされています。

　認知とは、**「考え方」「ものの見方」**や**「解釈の仕方」**です。同じ状況でも、その状況をどう捉え、どう解釈するかによって、その時の気分や行動は異なります。とくにうつ状態にある時には、**考え方やものの見方が極端に悲観的になりがちになる**といわれています。

　認知療法では、このような考え方に注目し、考え方のレパートリーを広げていくこと抑うつ感や不安感の改善を図ります。

　　　　　研究チーム代表者　　　　〇〇〇〇

資料2：研究協力説明書
「職場復帰のための集団認知行動療法」説明会

1. 調査研究の目的

　私たちは、これまでにうつ病で休職されている方を対象に「職場復帰のための集団認知行動療法」を行ってきました。今回、プログラムの内容を改訂して、その効果を検討する調査研究を行います。また、休職前に職場で感じていたストレスに関して調査をさせていただきます。

2. 調査研究の対象者について

　以下の基準に当てはまる方を対象とさせていただきます。基準に該当しない場合には、面接の上、参加をご遠慮願うことがあります。

```
対象者
 ・年齢　18歳～55歳　　　　　・性別　不問
 ・精神科や心療内科に通院中であり、「大うつ病性障害」の診断を有する方
 ・病気休暇・休職していて職場復帰を目指している方
 　（再就職を目指している方は募集の対象となりません）
 ・主治医より参加を認められた方
 ・現在、薬物療法のみの治療を行っている方

 ＊以下の方には、面接の上、参加をご遠慮願うことがあります
 ・症状が重症な方
 ・脳卒中など、脳への損傷がある方
 ・物質依存障害（アルコールや薬物等）がある方
 ・ギャンブル依存、摂食障害がある方
 ・重度の身体合併症がある方
```

3. 「職場復帰のための集団認知療法・アサーショントレーニング」プログラムの内容について　　（別紙参照）

4. 時間・曜日　　〇曜日　9:30～11:00
　　場所　　　　〇〇〇〇

5. 調査協力期間　　〇〇〇〇～　〇〇〇〇

＊プログラム実施前後に個人面接をお願いする場合もあります。その際には、面接内容を録音させていただきます。該当者には詳細についてご連絡させていただきます。

調査研究にあたり患者さまにお約束する点

1. 任意性と撤回の自由
　本調査研究はいかなる時もあなたの自由意志で参加していただくものです。いつでも調査への協力を取りやめ、参加を中断することができます。また、協力を拒否されても治療上の不利益を被ることはありません。

2. 個人情報の保護
　本調査研究の調査票、録音・録画資料、ワークシート等の資料は調査対象機関で厳重に保管し、調査終了後に速やかに抹消します。また、回答の集計は統計的な形でのみ行われ、個人が特定されないように処理を行います。

3. 調査研究結果の公表
　アンケート調査の分析結果は、治療向上のために学術的な形で報告いたします。この際、個人情報は完全に切り離して結果を提示いたします。

4. 費用について
　プログラムの参加費用は無料です。

5. 調査研究に対する連絡先
　調査研究に対するご質問やご意見は、以下の担当者までお問い合わせください。

　　責任者　〇〇〇〇
　　　　　電話　〇〇〇〇

　　担当者　〇〇〇〇
　　　　　電話　〇〇〇〇

　上記の内容にご同意いただき、調査にご協力いただける場合には、別紙の同意書にサインをお願いいたします。

「職場復帰のための集団認知療法」調査研究協力の同意書

殿

　私は、「職場復帰のための集団認知療法」調査研究の目的および調査内容について理解しました。

■同意した項目（患者さんへの計画参加に記載された5項目）

☐1．任意性と撤回の自由
☐2．個人情報の保護
☐3．調査研究結果の公表
☐4．費用について
☐5．調査研究に対する連絡先

　　　　　　　　　　　　　　　　　　年　　　月　　　日

本人氏名　_____

住　　所　_____

電　　話　_____

担当者（責任者）　〇〇〇〇_____

部署名　　　　　　〇〇〇〇_____

連絡先　　〇〇〇〇　（緊急連絡先）　〇〇〇〇_____

資料3：属性に関するアンケート

> 患者様ご自身に関するアンケート

1 お名前（フリガナ）　（　　　　　　　　　　　）

2 年齢　　　　　　　　歳

3 性別　　　1．男　　　2．女

4 現在通院している医療機関名

5 主治医名　　　　　　　　先生

6 診断名
　　1．大うつ病性障害　　2．双極性障害
　　3．その他（　　　　　　　　　　　）

7 参加に際して主治医に相談し、許可を得ましたか？
　　1．はい　　　　　2．いいえ

8 具合が悪くなり、はじめて精神科を受診されたのはいつでしたか？
　　西暦　　　　年　　　月
　　　　　年　　ヶ月　前

9 現在のうつ病は初発ですか？再発ですか？
　　1．初発　　　　　2．再発（　　回目）

10 これまでに精神科に　何回　**入院しましたか？**
　　　　　　　　　　回

11 現在、カウンセリング・心理療法を受けていますか？
　　1．はい　　　　　2．いいえ

12 問11で「はい」と答えた方にお伺いします。現在、認知（行動）療法を受けていますか？
　　1．はい　　　　　2．いいえ

13 過去にカウンセリング・心理療法を受けたことがありますか？

　　　　　　　　　　1．はい　　　　　　　2．いいえ

14 現在のお仕事についてお尋ねします

　14－1　勤務先名　[　　　　　　　　　　　　　　　　　　　]

　14－2　勤務年数　[　　　　　　　　年　　　　　　　　　]

　14－3　あなたの休職前の仕事内容は以下のどれに一番近いですか。ひとつ選んでください。（管理職にある方は、その他の仕事を兼務している場合でも、管理職に〇をつけてください）

| 1．管理職　（課長職以上の方は、ここに〇をつけてください） |
| 2．専門職　（研究職、技師、コンピュータエンジニア、医師、看護師、教員など） |
| 3．技術者　（電気技術者、コンピュータ技術者、栄養士など） |
| 4．事務職　（一般事務員、経理、秘書、パンチャーなど） |
| 5．サービス　（販売員、保安員、ウェイトレス、保育・介護者など） |
| 6．技術を必要とする生産技能職　（建築、機械修理、整備、手工芸など） |
| 7．機械を操作する生産技能職　（機械の運転・操作、自動車の運転など） |
| 8．身体を使う作業の多い生産技能職　（包装、出荷、清掃など） |
| 9．農林水産　（農業、林業、漁業など） |
| 10．その他：内容を書いてください（　　　　　　　　　　　　） |

15 休職(病気休暇)の状況についてお尋ねします

　15－1　休務形態　1．有給休暇　2．病気休暇　3．休職　4．その他（　　　）

　15－2　休職(病気休暇)の回数　[　　　]回　（今回を含めて）

　15－3　今回の休職（病休）を開始した時期

| 西暦 | 年　　　　月 |
| | 年　　　ヶ月　前 |

　15－4　復職の具体的な時期が決まっている場合には教えて下さい

　　　　　　　　　西暦　　　　　　年　　　　月頃

15-5 休職前の平均残業時間

1ヶ月あたり 平均	時間

16 最終学歴は？

1．中学校	2．高校	3．専門学校・高専	4．短大	5．大学	6．大学院

17 婚姻状況は？

1．未婚	2．既婚	3．離婚	4．死別

18 生活や身体の問題についてお尋ねします

18-1 一度に5種類以上のアルコール（ビール、ワイン、ウイスキーなど）を飲んだことが以前にありますか？

1．はい	2．いいえ

18-2 以前に非合法な薬物を使用したことがありますか？

1．はい	2．いいえ

18-3 「ヤミ」の処方を手に入れたり、通常使用よりも多いと思う量の処方薬を服用したことがありますか？

1．はい	2．いいえ

18-4 他人が思っているあなたの体重よりも少ない体重であった時がありますか？

1．はい	2．いいえ

18-5 食べることがコントロールできない時がしばしばありますか？

1．はい	2．いいえ

18-6 一週間に1度、本プログラムに参加する上で支障となるような身体の病気、または、脳の病気（脳梗塞やてんかん、認知症など）はありますか？

1．はい	2．いいえ

19 本調査研究について、何で情報を得ましたか？

1．主治医の紹介	2．ＮＴＴ東日本関東病院のホームページ
3．その他　（	）

～　以上でアンケートは終わりです。記入もれがないかご確認下さい。
　　ご協力どうもありがとうございました。　～

資料4：事前アンケート（研究1・4・5・6）

事前アンケート

このたびは，アンケートにご協力いただき，ありがとうございます。

アンケートでは，あなたの休職前の様子についてお伺いしています。

下記の注意事項をよく読み，次ページからの質問にお答え下さい。

注 意 事 項

＊『休職前のストレスについての質問紙』
　それぞれの質問を読み，枠内に記述して下さい。
　休職前の様子を思い出しながら，なるべく具体的にお答え下さい。

＊質問の内容がわからない時には，担当者に確認して下さい。

＊記入漏れのないようにお願いいたします。

お名前

それでは
　アンケートへのご記入を
　　お願いいたします。

オリジナル質問紙（研究１）・休職前のストレスについて（研究４）

記入日：平成＿＿年＿＿月＿＿日

この質問紙では、今回の休職直前にあなたが置かれていたストレスフルな状況と、それと共に生じていた当時の気分、考え、とっていた行動についてうかがいます。全部で4ページあります。

1-A. **休職前の職場・仕事**に関するストレスを、0％（全くない）から100％（大いにある）の数値で表すとしたら、どの程度になりますか？　（　　　　％）

1-B. **休職前の職場・仕事**でのストレス状況と、それと共に生じていた当時の気分や考えについて、また、それに対してとった行動について、なるべく具体的に記述してください。また、自分がとった行動（「何もしなかった」を含む）に対して考えたことや、それに伴う気分についても具体的に記述してください。ストレス状況が複数ある場合は、最もストレスを強く感じた状況から順番に3つの状況までを記入してください。
（1-A. で、0％と回答した方は記述不要です。）

◆ストレス状況1：
（例「忙しい上に上司に仕事を頼まれたが、また断ることができなかった」など。特定の状況を1つ取り上げて記入してください。）

◆気分：
（例「憂うつ」「イライラ」「不安」のように一語で表してください。複数の気分を感じた場合は全て記入してください。）

◆考えたこと：
（例「こんなに仕事が終わらないのは自分の処理能力が低いためだと考えた」「上司の指示は断るべきではないと考えた」など。複数の考えが浮かんだ場合は全て記入してください。）

◆行動：
（例A「仕事を終わらせるため深夜残業を1週間続けた」、B「仕事のことを考えると頭が痛くなったので翌日会社を休んだ」、C「休みの日に映画館に行った」など。複数の行動をとった場合は全て記入してください。）

◆**ストレス状況2**：（特定の状況を1つ取り上げて記入してください。）

◆**気分**：（複数の気分を感じた場合は全て記入してください。）

◆**考えたこと**：（複数の考えが浮かんだ場合は全て記入してください。）

◆**行動**：（複数の行動をとった場合は全て記入してください。）

◆**ストレス状況3**：（特定の状況を1つ取り上げて記入してください。）

◆**気分**：（複数の気分を感じた場合は全て記入してください。）

◆**考えたこと**：（複数の考えが浮かんだ場合は全て記入してください。）

◆**行動**：（複数の行動をとった場合は全て記入してください。）

2-A. **休職前の家庭・家族**に関するストレスを、0％（全くない）から100％（大いにある）の数値で表すとしたら、
どの程度になりますか？　（　　　　　　％）

2-B. **休職前の家庭・家族**でのストレス状況と、それと共に生じていた当時の気分や考えについて、
また、それに対してとった行動について、なるべく具体的に記述してください。また、とった行動（「何もしなかった」
を含む）に対して考えたことや、それに伴う気分についても具体的に記述してください。ストレス状況が複数ある場合は、
最もストレスを強く感じた状況から順番に2つの状況までを記入してください。(2-A.で、0％と回答した方は記述不要です

◆ストレス状況1：（特定の状況を1つ取り上げて記入してください。）

◆気分：（複数の気分を感じた場合は全て記入してください。）

◆考えたこと：（複数の考えが浮かんだ場合は全て記入してください。）

◆行動：（複数の行動をとった場合は全て記入してください。）

◆ストレス状況2：（特定の状況を1つ取り上げて記入してください。）

◆気分：（複数の気分を感じた場合は全て記入してください。）

◆考えたこと：（複数の考えが浮かんだ場合は全て記入してください。）

◆行動：（複数の行動をとった場合は全て記入してください。）

3-A. **休職前の、1-B．、2-B．以外**に関するストレスを、0％（全くない）から100％（大いにある）の 数値で
表すとしたら、どの程度になりますか？　（　　　　　　％）

3-B. **休職前の1-B．、2-B．以外**でのストレス状況と、それと共に生じていた当時の気分や考えについて、
また、それに対してとった行動について、なるべく具体的に記述してください。また、とった行動（「何もしなかった」
を含む）に対して考えたことや、それに伴う気分についても具体的に記述してください。ストレス状況が複数ある場合は．
最もストレスを強く感じた状況を記入してください。(3-A．で、0％と回答した方は記述不要です。)

◆**ストレス状況１**：(特定の状況を１つ取り上げて記入してください。)

◆**気分**：(複数の気分を感じた場合は全て記入してください。)

◆**考えたこと**：(複数の考えが浮かんだ場合は全て記入してください。)

◆**行動**：(複数の行動をとった場合は全て記入してください。)

質問は以上です。結果が正しく出るように全ての質問に答えたかどうかもう一度ご確認下さい。お疲れ様でした。

資料5：調査協力説明文書（研究4・5・6）
「職場復帰のための集団認知行動療法・アサーショントレーニング」
面接調査協力のお願い（面接当日用）

面接実施日：_____

参加者氏名：_____

担当者氏名：_____

　私たちは、これまでにうつ病で休職されている方を対象に「職場復帰のための集団認知行動療法」を行ってきました。今回、プログラムの内容を改訂して、その効果を検討する調査研究を行うと共に、休職前に職場で感じていたストレスに関しても調査をさせていただくことで、少しでも多くの、うつを抱えた就労者の方々に役立つ知見を得たいと考えています。

　すでに説明書に記載しご同意をいただいておりますが、面接調査協力について再度、お願いしたい点をご確認させていただきます。

① 症状チェックリストにご記入いただくこと
② 面接の様子をICレコーダーにて録音させていただくこと
③ 約1時間の面接を受けていただくこと
④ プログラム終了後には再度、面接を受けていただくこと（日程はプログラム開始後に調整してお知らせいたします）

* プログラム開始と共に…
  集団認知行動療法のすべてのセッションで参加の様子を録音させていただくこと
  （録音でのデータ提供を断る方については、音声データを分析対象から除きます）
  承諾あり ・ 承諾なし
* プログラム前後の面接のための交通費は実費をお支払いいたします。利用駅名と区間の運賃をお知らせください。お支払いはプログラム開始日ですので、当日（平成〇年〇月〇日）はご印鑑をご持参ください。

利用駅名
金額（片道） ￥

　上記についてのお約束として、別紙をご参照ください（こちらも説明書にて既に説明が済んでいますので再確認です）。

　以上の点をご理解いただき、調査にご協力いただけますよう、どうぞ宜しくお願いいたします。

資料6：介入前インタビューガイド（研究4・5）

半構造化面接シート（プレセッション用）

面接実施者：

実施日：平成　　年　　月　　日

氏名：　　　　　　　　　　性別：男　女　　年令：

〔1〕休職前のストレス状況に対する当時のストレス処理過程

1. アンケート『休職前のストレスについての質問紙』の内容を整理する
    ＊状況／気分（身体症状）／認知／行動　の別を明確にする

2. アンケート『休職前のストレスについての質問紙』で記入した以外にもストレスフルな状況があるか

    （　ある　・　ない　）

3. ある場合は、状況、気分（身体症状）、認知、行動、行動についての認知、行動についての気分について尋ねる
    ＊なるべく具体的に述べてもらい、指示語や曖昧な表現を避けるようにする

〔2〕休職前のストレス状況に対する現在のストレス処理過程

アンケート『休職前のストレスについての質問紙』の状況について、
今、同様のストレス状況に遭遇していると仮定して（休職直前当時を振り返るのではなく）、
その状況に対する現在の気分、認知、行動、行動に対する認知、行動に対する気分について尋ねる
＊なるべく具体的に述べてもらい、指示語や曖昧な表現を避けるようにする
＊アンケートでストレスが1％以上と回答した人のみ

〔3〕〔1〕と〔2〕に差がある場合の質問

アンケートのストレス状況に対する〔1〕当時の気分（身体症状）、認知、行動、行動についての認知、行動により生じた気分と、〔2〕現在との間に違いがある場合、違いを引き起こした原因は何かについてそれぞれ尋ねる

〔4〕　○月○日より開始する集団認知行動療法への期待度について尋ねる

（　　　　％　）

資料7：介入後インタビューガイド（研究6）
半構造化面接シート（ポストセッション用）

面接実施者

記入日：平成　　年　　月　　日

氏名：　　　　　　　　性別：男・女　　年令：

〔1〕 休職前のストレス状況に対する現在のストレス処理過程

　　アンケート『休職前のストレスについての質問紙』の状況について、
　　今、同様のストレス状況に遭遇していると仮定して（休職直前当時を振り返るのではなく）、
　　その状況に対する**現在の**気分、認知、行動、行動に対する認知、行動に対する気分について尋ねる
　　＊なるべく具体的に述べてもらい、指示語や曖昧な表現を避けるようにする

〔2〕 休職前の職場・仕事、家庭・家族、その他のストレスに対するプログラムの効果

　　1. ストレスに対する認知・行動・気分を中心に、プログラムにより変化した点について尋ねる
　　　＊なるべく具体的に述べてもらい、指示語や曖昧な表現を避けるようにする

　　2. ストレスに対する認知・行動・気分を中心に、プログラムを受けても変化しなかった点について尋ねる
　　　＊なるべく具体的に述べてもらい、指示語や曖昧な表現を避けるようにする

〔3〕 その他、プログラムを受けたことで、変化したと思う点、変化しなかった点について尋ねる

〔4〕 職場復帰のための集団認知行動療法について

　　1. 今回受けた『職場復帰のための集団認知行動療法』の感想（疲れた、難しい、ネガティブな評価も可）

　　2. プログラムに対する要望を尋ねる

〔5〕 今回参加した、集団認知行動療法に対する満足度について尋ねる
　　　　　（　　　　％）

資料8：職場復帰のための集団認知行動療法プログラムの案内（研究6・7）

職場復帰のための集団認知行動療法・アサーショントレーニング

　職場での悩み・復職についての問題を取り上げながら、認知行動療法やアサーショントレーニングについて一緒に学んでいきましょう。講義・ディスカッション・ワーク（ロールプレイング）を通して、認知療法やアサーションの基礎を学び、自己学習を継続できる土台を作ることを目的としています。

【プレセッション：事前説明会】
〇月〇日（火曜）　9時30分（約90分）
　認知行動療法についての簡単な説明、8回のセッションの流れをお伝えします。説明を受けた後で、その後のセッションに継続して参加されるかどうかを決めて頂きます。

【セッションの概要】9時30分〜11時15分

〇月〇日	1回目	認知行動療法とはなにか？ うつの思考10パターンとは 自分の「考え方のクセ」を知ろう
〇月〇日	2回目	気分に注目しよう 状況・気分・思考のつながりを知ろう 自動思考をみつめよう
〇月〇日	3回目	バランスのよい考え方をしよう 自動思考記録表の書き方
〇月〇日	4回目	自動思考記録表をつけてみよう 生活リズムを整えるために
〇月〇日	5回目	問題解決能力を高めよう
〇月〇日	6回目	アクションプランを考えよう
〇月〇日	7回目	自分を伝え、相手の気持ちを知る1 ロールプレイング
〇月〇日	8回目	自分を伝え、相手の気持ちを知る2 ロールプレイング、まとめ

【場　所】　　地下一階　健康指導室
【参加者】　　最大10名　職場復帰を予定されていて、原則8回全て参加可能な方。
　　　　　　　（主治医の同意が必要です）
【スタッフ】　医師：〇〇　心理士：〇〇　〇〇　〇〇　＊常時2名のスタッフが付きます。
【テキスト】　集団認知行動療法テキスト　＊テキストは1回目のセッションで配布します。
【参加費】　　医療保険適用
【欠席の連絡先】　体調不良時などの連絡は

　　　　　　　外来予約　〇〇〇〇　までお願いします。

1．認知行動療法とは？
　認知行動療法とは、「考え方のクセ」や「ものごとの捉え方」といった自分の認知のパターンを知り、より柔軟性のあるものに変化させていくことで、抑うつ感や不安感の改善を図ることを目的とした心理療法です。
　ペンシルバニア大学認知療法センターの精神科医　アーロン・ベック（Aaron T. Beck）が考案した新しいタイプの精神療法であり、アメリカ精神医学会の治療ガイドラインでは軽・中度のうつ病の第一選択治療のひとつとされています。

2．アサーショントレーニングとは？
　いつも相手に気を遣ってばかりで自分の言いたいことが伝えられない、相手が身勝手に見えてつい攻撃的になってしまう、気持ちのすれ違いや誤解で傷つくことが多い・・・アサーショントレーニングとは、自分の気持ちや意見を上手に人に伝え、人とのコミュニケーションをよりよいものにするためのアプローチです。

3．職場復帰のための"集団"認知療法・アサーショントレーニング
　認知療法は、個人面接で用いられることの多い治療法ですが、本セッションでは職場復帰をめざす方々と意見交換をしながらグループで学んでいきます。休職中の悩みや職場復帰に向けた不安感などを語り合い共有することで、孤独感を和らげていきます。また、復職に向けた具体的な対策を立てていけるようにします。
　アサーショントレーニングは、グループディスカッションやロールプレイングも交えて行います。

4．セッションの内容：3つのC
自分の考え方のクセを知り、違う視点から広くものごとを見るための「認知面へのアプローチ：Cognition」、自分の抱える問題を整理し具体的な対策を検討することで、セルフコントロール感覚を取り戻す「行動面へのアプローチ：self Control」、自分を伝え、相手の気持ちを知る「対人コミュニケーションへのアプローチ：Communication」の3本柱で構成されています。

資料9:「職場復帰のための集団認知行動療法」オリジナルテキスト（2015年改訂版）

NTT 東日本 関東病院 職場復帰援助プログラム

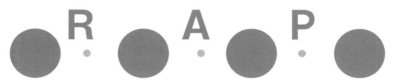
R A P

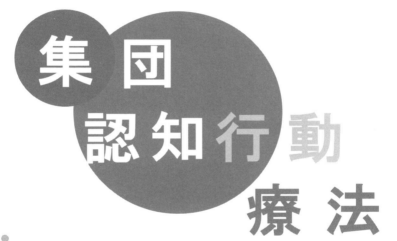
集団認知行動療法

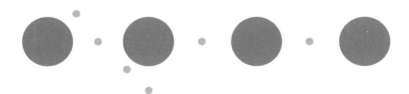

目 次　　　　　　　　　　　　　　　　ページ

心理教育

1. うつ病（≒大うつ病性障害）とは？・・・・・・・・・ 4
2. 双極性障害とは？・・・・・・・・・・・・・・・ 6
3. 生活リズムを整えるために
   〜日常活動記録表をつけてみましょう〜・・・・・ 8

認知面へのアプローチ

4. 認知行動療法とはなにか？・・・・・・・・・・・・ 9
5. サラリーマンＡさんの紹介・・・・・・・・・・・ 10
6. 自分の「考え方のクセ」を知ろう・・・・・・・・ 12
7. 自分の気分に注目しよう・・・・・・・・・・・・ 13
8. 状況・気分・思考のつながり　を知ろう・・・・・・ 14
9. 自動思考をみつめよう―気持ちの揺らぎを知る―・ 16
10. バランスの良い考え方をしよう―自動思考記録表―・17
11. 自動思考記録表の書き方・・・・・・・・・・・・ 18

行動面へのアプローチ

　１２．　生活リズムを整えるために

　　　　　　〜日常活動記録表を分析しよう〜　・・・・・・・２２

　１３．　問題解決能力を高めよう・・・・・・・・・・・・・２４

コミュニケーション面へのアプローチ

　１４．　自分を伝え、相手の気持ちを知ろう・・・・・・・・３０

　１５．　まとめ・・・・・・・・・・・・・・・・・・・・・３８

　　　関連図書の紹介

　　　ワークシート

うつ病（≒大うつ病性障害）とは？

　これまで一度も軽躁病エピソード・躁病エピソード（≒軽躁状態・躁状態；詳細は後述）を経験したことがなく、大うつ病エピソード（≒うつ状態）を1回以上経験した場合、大うつ病性障害の診断となります。

◎ **大うつ病エピソードとは？** (アメリカ精神医学会の診断基準〔DSM-5〕によると)

① 2週間以上続けて、毎日のように、ほとんど1日中ずっと憂うつであったり沈んだ気持ちでいた。
② 2週間以上続けて、ほとんどのことに興味がなくなっていたり、大抵いつもなら楽しめていたことが楽しめなくなっていた。

―①、②のどちらかを満たす2週間のあいだ―

③ 毎日のように、食欲が低下、または増加していた。または、自分では意識しないうちに、体重が減少、または増加していた（例：1ヵ月間に体重の±5％）。
④ 毎日のように、睡眠に問題（たとえば、寝つきが悪い、真夜中に目が覚める、朝早く目覚める、寝すぎてしまうなど）があった。
⑤ 毎日のように、普段に比べて話し方や動作が鈍くなったり、またはいらいらしたり、落ち着きがなくなったり、静かに座っていられなくなった。
⑥ 毎日のように、疲れを感じたり、または気力がないと感じた。
⑦ 毎日のように、自分に価値がないと感じたり、または罪の意識を感じたりした。
⑧ 毎日のように、集中したり決断することが難しいと感じた。
⑨ 自分を傷つけたり自殺することや、死んでいればよかったと繰り返し考えた。

　①、②のうち少なくとも一方を満たし、①～⑨のうち5項目以上満たせば
　　　大うつ病エピソードの基準を満たします。

大うつ病性障害の治療法としては

　　1．抗うつ薬（SSRI, SNRI, NaSSA など）の薬物療法
　　2．認知行動療法、対人関係療法　などの精神療法

が効果を実証されています。それぞれ再発予防効果も実証されています。

　初めて大うつ病エピソードを経験した人は約 50％で再発します。繰り返せば繰り返すほど、次に再発しやすくなります。3 回目の大うつ病エピソードを経験した人は、抗うつ薬を中止することは難しいと言われています。

→　大うつ病エピソードを、これ以上再発させないことが大事です。

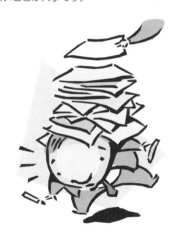

2　双極性障害とは？

　双極性障害の患者の多くは、単なるうつ病（大うつ病性障害）と誤解されています。うつ状態を繰り返している場合でも、これまでの人生で一度でも軽躁病エピソード・躁病エピソード（≒軽躁状態・躁状態）を経験したことがある人は、双極性障害の診断となります。
　うつ病と双極性障害では、治療法が異なります（例えば、うつ状態の治療に使用する薬の優先順位が異なります。）。単なるうつ病と誤解したまま双極性障害の患者の治療をした場合、うつ状態、（軽）躁状態を繰り返すことになり、なかなか病状が好転しません。
双極性障害の治療は、正しい診断をつけることから始まります。

◎ **軽躁病エピソードとは？** （アメリカ精神医学会の診断基準〔DSM-5〕によると）

「気分がよい」「調子が高い」と感じるか、普段より怒りっぽい状態が**4日以上続き**

① 「この仕事は自分じゃないとできない」と感じたり、「自分は偉い」「自分はすごい」という気持ちが強まる。
② あまり眠らなくてもすむ（3～4時間程度の睡眠でも「よく寝た」と感じる、など）。
③ 普段よりもおしゃべりになり、話しだすと止まらなくなる。
④ 色々な考え（仕事上のアイデア、遊びの計画など）が頭の中で競い合うような感じになる。
⑤ 考えがいろいろなところに飛び、一つのものごとに集中できない。
⑥ 周囲の人が心配するほど、活動的となったり、休みなく動き回ったりする。
⑦ 困った結果になる可能性が高い快楽的活動に熱中する（無駄遣い、リスクの高い投資、浮気、むちゃな運転など）。

のうち3個の症状を満たし、かつ、家庭・学業・仕事などに明らかな支障がない場合は、**軽躁病エピソード（軽躁状態）**を満たします。（単に、怒りっぽかった時は、4個の症状）

→　これが、**7日以上持続**し、家庭・学業・仕事などに明らかな支障をきたした場合、入院が必要だった場合は、躁病エピソード（躁状態）になります。

＜気分の波をコントロールするための5箇条＞

① 頑張りすぎない。（常に70％ 以下の形で）
② 楽しいこともやり過ぎない。
③ 処方された薬は、しっかり飲み続けましょう。
④ 生活リズムは規則正しくしましょう。（起床、就寝、朝食、昼食、夕食など）
⑤ 薬を飲んででも睡眠時間は確保しましょう。（1日7時間以上）

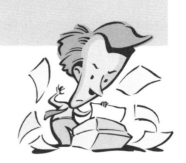

3 生活リズムを整えるために～日常活動記録表を付けてみよう～

"1日何もしないでダラダラ過ごしてしまう"、"深夜までテレビをみて、すっきり目覚めることができない"など、生活リズムが整わないことを悩んでいませんか？

また、規則正しい生活が送れないことで、"このペースで過ごしていて、きちんと復職できるだろうか"と不安になっていませんか？

日常活動記録表は、毎日の生活を見直し、生活リズムを整えていくことを目的とした記録表です。また、記録表を付けることで、気分と行動の関連に気づき、次の活動目標につなげることもできます。まずは一か月間、週ごとに日常活動記録表を付けてみましょう。

■日常活動記録表（ワークシート① P40）の書き方
1．日常活動記録表の「気分の変化」の欄に注目したい気分を書き出します。
2．1時間毎に何をしたか(活動内容)を記録します。
3．1週間付け終わったら、活動の内容と気分の関係を見直してみます。

曜日	月曜日	火曜日	水曜日	木曜日	金曜日	土曜日	日曜日
日付	7月21日						
6:00-7:00							
7:00-8:00	起床						
8:00-9:00	朝食						
9:00-10:00	ボーっと過ごす						
10:00-11:00	テレビ						
11:00-12:00	テレビ						
12:00-13:00	昼食						
13:00-14:00	メールチェック						
14:00-15:00	読書						
15:00-16:00	スーパーへ買い物						
16:00-17:00	犬の散歩						
17:00-18:00	テレビ						
18:00-19:00	夕食						
19:00-20:00	子供を風呂に入れる						
20:00-21:00	子供と遊ぶ						
21:00-22:00	パソコン						
22:00-23:00	パソコン						
23:00-24:00	就寝						
0:00-1:00							
1:00-2:00							
2:00-3:00	中途覚醒						
3:00-4:00							
4:00-5:00							
5:00-6:00							

→ 活動した内容を記録しよう。

→ 「気分の変化」に注目したい気分を書き込もう。

→ 午前、午後、夜の気分を10段階で記録して折れ線グラフにしよう。

→ 備考欄には、気づいたことを記録しよう。

4 認知行動療法とはなにか？

Ⅰ．認知とは？

「認知」＝「考え方」「ものの見方」「解釈の仕方」

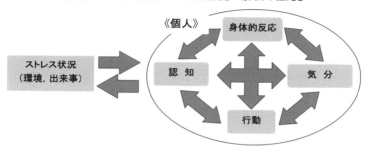

Ⅱ．認知行動療法とは？

1. 「認知 ― 気分 ― 行動」の悪循環を断ち切ること
2. 極端な考え方や受け取り方を
   より現実的で柔軟性のあるものに変えること

｝を目的とした治療法

↓

抑うつ感・不安感の軽減を図る

Ⅲ．職場復帰に向けての集団認知行動療法の目的

1. 認知行動療法の基礎を学び、職場復帰後の再発予防に役立てること。
2. 職場での悩み・職場復帰に向けての問題を話し合い、他の考え方・感じ方を知り、よりよい対処法を検討すること。

認知（行動）療法とは？
　認知（行動）療法とはペンシルバニア大学認知療法センターの精神科医　アーロン・ベック（Aaron T. Beck）が考案した新しいタイプの精神療法です。うつ病をはじめ様々な精神疾患に対して効果的であることがわかっており、アメリカ精神医学会の治療ガイドラインでは軽・中度のうつ病の第一選択治療のひとつとされています。

5　サラリーマンＡさんの紹介

それではサラリーマンＡさんと一緒に認知行動療法を学んでいきましょう。まずはＡさんについての紹介です。

Ａさんのプロフィール

年齢	：	40歳
家族	：	妻：Ｋ子（35歳）、娘：Ｍ美（小学１年生）
勤務先	：	大手電機メーカー
環境の変化	：	３ヶ月前に昇進、部署が異動。新しい部署でプロジェクトサブリーダーを任された。 優秀で仕事のできる同僚・後輩が多い職場
性格	：	生真面目 責任感が強く、上司・部下からの信頼も厚い

休職前のＡさんの様子

- 新しい職場、人間関係に慣れていない
- 大きな新プロジェクトのサブリーダーに選出されたため残業や休日出勤が続く

- 妻に起こされても布団から出られない
- 仕事のことを考えると寝付けない
- 起きられずに「風邪だ」と電話して会社を休んでしまうことが多くなった
- いつも疲労感が残っている
- 新聞や書類に集中できない情報が頭を素通りしていくような不安を感じる
- 食欲減退、気分転換で仲間と飲みに行くこともなくなった

Aさんの悩み

① 深夜残業して書類を作成中。「完璧に仕上げなければプロジェクトから外される・・・」

> **完全主義・二分法的思考**
> 物事に白黒つけないと気が済まない傾向。物事を完璧にこなそうとする傾向。

② いつもプロジェクトに関する相談を受け、サブリーダーを任されているにも関わらず、打ち合わせに関するメールが、今日は自分には来なかった。「ああ、自分は頼りにされていないんだ。」

> **選択的注目**
> 良いことも起こっているのに、ささいなネガティブなことに注意が向いてしまいやすい傾向。

③ 昨夜遅くまでかかって仕上げたプレゼンテーションの資料を上司がほめてくれました。ただ、2つ誤字があったようです。どの担当者もぎりぎりまでがんばっていた様子です。
「上司はほめてくれたが、この程度のことはできてあたりまえだ。新人でもできる…」(過小評価)
「資料の確認はしたはずなのに、誤字が2つもあるなんて、この資料はもう使えないのではないか。自分はやはり不注意で要領が悪い人間なんだ…」(拡大解釈)

> **拡大解釈と過小評価**
> 自分がしてしまった失敗や短所は大きく捉え、反対に良くできていることや長所は小さく捉えてしまう傾向。

④ 「このままでは、プロジェクトから外されるかもしれない…」という思いが浮かんでくるようになりました。(悲観的占い)
上司や同僚のふとした言動が気になり、「きっと上司に嫌われているにちがいない…」と思うことが多くなりました。(心の読みすぎ)

> **恣意的推論**
> 証拠もないのにネガティブな結論を引き出しやすい傾向。「きっと〇〇にちがいない」「〇〇かもしれない」
> ・ 悲観的占い:根拠もなく悲観的な未来を信じ込む。
> ・ 心の読みすぎ:根拠もなく人が自分を見下したり無視したと思い込む。

⑤ 「プレゼンだってまともに出来ないし、プロジェクトに貢献できることは何もない。新しい部署にも、会社にも迷惑をかけるかもしれない。私なんて居ないほうがみんな喜ぶに違いない…」

> **過度の一般化**
> わずかな出来事から広範囲のことを結論づけてしまいやすい傾向。

⑥ 「このプロジェクトの進捗が遅れているのは、すべて自分の責任だ・・・」

> **個人化**
> 本来自分に関係ないネガティブな出来事まで、自分のせいにして考えてしまいやすい傾向。

上にあげた「Aさんの悩み」は **うつの思考 6パターン** です。

252

6 自分の「考え方のクセ」を知ろう

状況をどのように捉えるか？人にはそれぞれ「考え方のクセ」があります。それがその人の個性であるといえるでしょう。しかし自分を不安にしたり、苦しめたりする「考え方のクセ」は見直す必要があります。

「考え方のクセ」に気がつくことが認知行動療法の最初の一歩です。

自分の「考え方のクセ」を知りましょう！

 ワークを
やってみよう！　ワークシート② P41 ③ P42

自分の「考え方のクセ」を調べてみましょう。

7　自分の気分に注目しよう

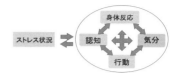

気分は刻々と変化します。
自分の今の気分を把握し、評価できるようになることは非常に大切です。

「1日中、不安な気分であった」と感じられる場合も良く観察してみましょう。
朝、布団の中にいる時、散歩中、誰かと一緒にいる時・・・気分は異なっていませんか？
同じ「不安」でもその強さ（％）が変化していませんか？

気分が「良い」「悪い」「普通だ」というだけでなく、
　　　　　　　　もう少し踏み込んだ確認作業をしてみましょう

気分の一覧表　　＊気分はひとつの単語（One word）で表現できる

憂うつ	不安	怒り	罪悪感	恥
悲しい	困惑	興奮	おびえ	いらだち
心配	誇らしい	パニック	不満	神経質
うんざり	傷ついた	快い	失望	焦り
怖い	楽しい	愛情	屈辱感	ワクワクした
爽快	落胆			

＊気分とはこれがすべてではありません。他の気分を空欄に書き込んでみましょう。

その時の気分の強さをパーセンテージ（％）で示してみましょう

0　　10　　20　　30　　40　　50　　60　　70　　80　　90　　100　　（％）
まったくない　　　　少し　　　　中くらい　　　　かなり　　　最大

8 状況・気分・認知のつながり を知ろう

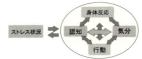

状況・気分の関係を知ることができたら、次はその状況で頭に浮かんでいた「自動思考」を知りましょう。自動思考は人によって大きく異なります。Aさんの例をみてみましょう。

自動思考　⇒ある状況で気分と共に、ほぼ瞬間的に頭の中に浮かんでくる考えやイメージ

Aさんの例

状　況：プロジェクト会議中。
　　　　Aさんが発表中、Dさん（Aさんのライバル・他のプロジェクトリーダー）が席を立ちました。

Ａ　さん
自動思考：あーっ、やはり内容にも工夫がないつまらない発表だと思ったに違いない。やっぱり僕はダメなんだ…
気　分　：落ち込み（90％）焦り（95％）

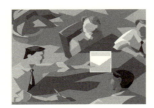

Ｂ　さん
自動思考：僕たちの発表を途中で抜けるなんてバカなやつだ。全く失礼な！侮辱してるのか！
気　分　：イライラ（65％）

Ｃ　さん
自動思考：席を立ったのは隣の部署のDさんね。あの人は私達の次の発表だっけ。そうか、緊張して落ち着かないのね。その気持ち、分かるわ…
気　分　：いたわり（50％）

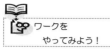
ワークを
やってみよう！

このような状況に置かれた場合、あなたはどんな自動思考や気分を抱くでしょうか？みなさんの意見も聞いてみましょう。

＊Ｄさんは会議後、上司にこのように言いました。

> Ｄ　さん
> いやー、Ａさん達の発表は是非聞きたかったんです。だってＡさん、よく勉強してるでしょ？今日は朝からお腹の調子が悪くてトイレに立ってしまっただけなんですよ。会議中で悪いと思ったのですが、我慢できなくて…

Ｄさんが席を立った理由は「Ａさんの発表がつまらないから」ではありませんでした。

１．同じ状況下でも人によって「自動思考」や「気分」が異なること、２．私たちの「認知（自動思考）」は、出来事の事実と一致しているわけではないことが分かりましたね。

自分を知り、問題解決に役立つような現実的で柔軟な考え方を検討するために、認知行動療法では「**自動思考**」に**注目**します。

～MEMO～

9 自動思考をみつめよう　—気持ちの揺らぎを知る—

Aさんの例

「乱雑な部屋を片付けて、気分をすっきりさせよう」と考えていますが、手付かずのまま2週間も過ぎてしまいました。

　　状況：　　　〇月〇日9時　布団の中。散らかった部屋を眺めている。
　　気分：　　憂うつ（95％）　　自己嫌悪（95％）

> 自動思考：　汚い部屋だ。もう2週間も前から片付けようと思っているのに…自分は意思が弱い人間だ…自分は何もできなくなってしまった…

「部屋の片づけが2週間できないこと」が、「自分は何もできなくなってしまった」ことにまで拡大してしまいましたね。自動思考をみつめ、それとは違う考え方ができないか？探してみましょう。頭の中で考えるだけでなく、書き出してみましょう。

状況	〇月〇日9時　自室。布団の中で散らかった部屋をぼんやりと眺めていた。
気分	憂うつ　95％　　　自己嫌悪　95％
自動思考	・なんて汚い部屋なんだろう… ・もう2週間も前から片付けようと思っているのに実行できていない… ・自分は意思が弱い人間だ… ・うつ病になってから、自分は何もできなくなってしまった…
違う考え（悩みを跳ね返す考え）	・「何もできなくなった」とは認知行動療法で学んだ「拡大解釈」ともいえる。 ・確かにうつ症状がひどかった時には、起き上がることもできず、「何もできない」状態に近かった時もあった。でも、今は読書したり、散歩したりして身体を動かすこともできている。 ・夜、愛犬の散歩をすることは、1ヶ月近く継続できている。 ・部屋の片付けは元気な時から苦手だったかも。妻にも手伝ってもらいながら少しずつ手をつけてみよう。
今の気分	憂うつ　60％　　　自己嫌悪　70％

悪い方向に考えてしまう（自動思考）時には、たいてい物事の悪い側面ばかり見ています。そんな時には、いつもとは違う考え（悩みを跳ね返そうとする考え）をする自分もいることを思い出しましょう。「揺らぐ自分」を否定せず、しっかりと認めて、よく観察しましょう。

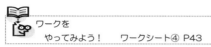
ワークを
　　やってみよう！　　ワークシート④ P43

最近、気分が大きく動揺した特定の状況について、その時に感じた「気分」、「いつもの考え（自動思考）」を書き出しましょう。そして、少し視点を変えた「違う考え（悩みを跳ね返そうとする考え）」も書き出してみましょう。
「違う考え」を導き出しにくい場合には、みなさんの意見を聞いてみましょう。

～MEMO～

10　バランスの良い考え方をしよう―自動思考記録表―

悪い方向に考えてしまう（自動思考）時には、たいてい悪い側面ばかり見ています。
「自動思考」について「根拠」や「反証」を列記して、「適応思考（バランスの良い考え）」を導き気分の改善を図るために、自動思考記録表を用います。

状況　｜　気分％　｜　自動思考　｜　根拠　｜　反証　｜　適応思考　｜　気分％

11 自動思考記録表の書き方

Aさんの「自動思考記録表」を参照し、実際の記入の仕方について学んでいきましょう。

① 状況

気分が大きく動揺して、辛くなってしまった際の状況を書く。

> 5W1Hを書き出そう（いつ？どこで？誰と？何を？どのように？）。

② 気分

その状況下で感じていた気分と強さ（％）を書く。

> ・気分は one word(一つの言葉)で表現できる。
> ・書き出す気分は複数でもよく、全てを足して１００％にならなくてもよい。

③ 自動思考（イメージ）

気分を体験した瞬間に浮かんでいた自動思考を書き、ホットな自動思考（最も気分が強く動揺する考え）を選ぶ。

> ・できるだけ思い浮かんだ言葉の通り（逐語的）に書き出してみよう。
> ・ホットな自動思考に印をつけよう。

Aさんの自動思考記録表

① 状況	② 気分（％）	③ 自動思考
○月○日 ○時○分 来院時、電車の中でスーツ姿のサラリーマンが書類をひろげ、眺めているのを見かけた。	焦り （80％） 自責感 （65％） 不安 （90％）	・みんな一生懸命に働いている。僕はなんてダメな人間なんだろう。 ホットな自動思考 ・このままずっと調子が悪い日々が続いてしまうかもしれない。

④ 根拠

自動思考を裏付ける事実をみつける。

- ホットな自動思考を裏付ける「事実」を書き出すように努力しよう。
- 「きっとそうに違いない」という思い込みや解釈は極力除外しよう。

⑤ 反証

自動思考と矛盾する事実、自動思考以外の考え方をみつける。

- ホットな自動思考とは異なる「事実」を書き出すように努力しよう。

Aさんの自動思考記録表

③ 自動思考	④ 根拠	⑤ 反証
みんな一生懸命に働いている。僕はなんてダメな人間なんだろう。	あのサラリーマンは電車の中でまで熱心に書類を読んでいる。 自分は今、会社に行っていない。 出勤時と比べると、毎日ダラダラ過ごしている。	「みんな一生懸命働いている」と自動思考で書いたが、電車には色々な人が乗っている。サラリーマンもいるし、学生もいる。買い物袋を提げた女性もいる。 確かに出勤時と比べるとゆっくりしたペースで過ごしているが、復職プログラムにも申し込んで計画的に過ごせるように努力している。

⑥ 適応思考

新しい情報（根拠・反証）を取り入れたバランスの取れた考えを導き出す。

1. ④根拠、⑤反証をそれぞれ簡潔な文章にまとめる ⇒ それぞれの文章を「しかし」「という事実もある」と作文してみる

 《例》出勤時と比べると、毎日ダラダラ過ごしている。「しかし」復職プログラムにも申し込んで計画的に過ごせるように努力している。「という事実もある」。

2. いろいろな視点で捉えなおしてみる ⇒ 以下の質問を自分に投げかけてみる
- 第三者の視点から・・・
 （1）もし親しい人が同じことで悩んでいたら、なんてアドバイスをしますか？
 （2）あなたの悩みに対し、親しい人はなんてアドバイスをしてくれると思いますか？

- 経験を踏まえて・・・
 （3）これまでに同じような体験をしたことは？その時、どのようなことを考えたらラクになりましたか？
 （4）以前の経験から学んだことで、役に立ちそうなことは？

- もう一度冷静に・・・
 （5）見逃していることはないでしょうか？
 （6）自動思考と矛盾する出来事はないでしょうか？
 （7）自分の力だけではどうしようもない事柄について、自分を責めていませんか？

3. 色々なシナリオを考える。
最悪の場合、最良の場合、いちばん現実的な場合のシナリオはどういうものでしょうか？

⑦ 今の気分（％）

別の考え方をした後の気分と強さ（％）を書く。

ワークをやってみよう！　ワークシート⑤ P44

自分の「自動思考記録表」を作成してみましょう。「反証」や「適応思考」が思いつかない場合には、みなさんに意見を聞いてみましょう。

⑥　適応思考	⑦気分（％）
④根拠、⑤反証を「しかし」「という事実もある」でつなげる。 ・確かに今、自分は会社に行けず、仕事をしていた時と比較するとのんびりした生活を送っている。「しかし」サボっているのではなく、復職支援プログラムにも通い自分なりに努力している「という事実もある」。 いろいろな視点で捉えなおしてみる 「もし親しい人が同じことで悩んでいたら、なんてアドバイスをしますか？」 ・主治医からも「今は静養が必要」と言われている。うつの症状の改善に合わせて少しずつやればよい。 「これまでに同じような体験をしたことは？その時、どのようなことを考えたらラクになりましたか？」 ・ここで焦って無理をしたら、これまで地道に努力してきたことが無駄になってしまう。焦る気持ちを上手にコントロールすることを学ぶチャンスだと考えよう。 色々なシナリオを書いてみる **最悪のシナリオ** このまま一生状態は悪いまま変わらない。 **最良のシナリオ** 奇跡的に治療効果が現れ、見違えるように元気になり、来週からバリバリ働けるようになる。 **いちばん現実的なシナリオ** 休職に入る時には、布団から出ることも出来ず食べることもできなかった。しかし今はこうして電車に乗り、プログラムにも通えている。波はあるが徐々に調子が戻っていくだろう。	焦り （65％） 自責感 （50％） 不安 （70％）

12 生活リズムを整えるために ～日常活動記録表を分析しよう～

次に、日常活動記録表を分析してみましょう。休職中、自分はどのように時間を使っているかを把握しましょう。

■分析方法
1. 活動の内容ごとに色分けをしてみましょう。
   睡眠や食事など、基本的な生活のリズムは整っていますか？

睡眠	水　色
食　事	ピンク色
自宅外での活動（外出・運動等）	オレンジ
自宅での活動（入浴・パソコン・読書等）	黄緑色
休息・休養（仮眠等）	黄　色
特になし（ボーっと過ごしてしまった時間等）	無　色

2. モニターした気分の強さをみてみましょう。
   ① 1日のうちでその気分が強まる時間帯はありましたか？一週間のスパンで見るとどうでしょうか？

   ② あなたが何をしていた時に、また、何を考えていた時に、その気分は強まりましたか？

3. 週間活動記録表を分析して見えてきた問題を書き出してみましょう（問題の明確化）。
   特に休職中の生活リズム、活動状況、復職に向けた準備について振り返ってみましょう。

> 例）
> ・ お昼ぐらいまで寝てしまっている
> ・ 日中だらだら過ごしてしまっている
> ・ 会社の産業保健スタッフへ連絡をとらなければ・・と思いながらそのままになっている。

ワークを
やってみよう！ ワークシート⑥ P45

これまで書いた日常活動記録表を2枚選び分析してみましょう。気がついたことはありましたか？

〜MEMO〜

問題解決能力を高めよう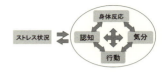

悩みのきっかけになった問題が解決していない場合には、考え方を変えるだけでは十分でないこともあります。ここでは、問題解決のスキルを学びましょう。

「問題」と感じる仕組みとは

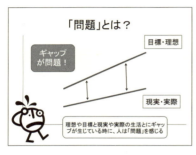 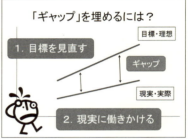

問題解決の7つのステップ

問題解決には以下の7つのステップがあります。

1.	問題に取り組む気持ちを整える
2.	問題をリストアップして、取り組む問題を決める
3.	解決策をいろいろと考えてみる（ブレインストーミング）
4.	解決策の長所と短所を検討して実施する解決策を決める
5.	より具体的な行動計画（アクションプラン）を立てる
6.	行動計画（アクションプラン）を試してみる
7.	行動計画（アクションプラン）の評価を行う

■問題解決シートの作成

1．問題解決に取り組む気持ちを整える

気持ちが落ち込んでいると物事の悪い側面ばかりに目が向いてしまいがちになります。自動思考を見直して、問題に取り組む気持ちを整えましょう。

浮かびやすい自動思考	バランスのとれた考え
「どうして自分だけがこんな目に合うんだろう…」	「問題が起こるのは特別なことではない」
「もうダメだ。どうすることもできない…」	「少しでも取り組むことができれば自信につながるし、たとえうまくいかなくても問題ははっきりするだろう」
「今すぐなんとかしなければ…」	「焦らずに立ち止まって考えてみよう」
「すべての問題を解決しなければならない…」	「問題の解決には時間がかかることもある」「ひとつひとつやっていこう」

2．問題をリストアップして取り組む問題を決める

① 問題の明確化

　休職中の生活リズム、活動状況、復職に向けた準備などについて、問題に感じていることをリストアップしてみましょう（日常活動記録表を分析して見えてきた問題などを参考にしましょう）。次に、その中から自分にとって重要で、目標を設定した場合、達成可能な問題をひとつ選びましょう。

② 目標の設定

　取り組む問題が決まったら、「結果をどうしたいのか」を考えて取り組む目標を設定しましょう。「○○できていない」と問題を書くのではなく「○○できるようになる」と肯定文に書き直してみましょう。

<u>達成可能な目標は SMART(スマート)な目標</u>

```
SMART
    Specific・・・・・具体的である
　（スペシフィック）　　＜目標は明確ですか？それともあいまいですか？＞
    Measurable・・・測定可能である
　（メジャラブル）　　＜目標が達成できたかどうかはっきりわかりますか？＞
    Achievable・・・達成可能である
　（アチーバブル）　　＜現実的に達成できるかどうか判断しましょう＞
    Relevant・・・・問題と関連している
　（レレバント）　　＜目標は問題と関連していますか？＞
    Timed・・・・・時間の枠組みがきちんと決められている
　（タイムド）　　＜いつ目標を達成するか明確な計画を立てましょう＞
```

3．解決策の案出と検討

①ブレインストーミング

次に、解決策をブレインストーミングしてみましょう。ブレインストーミングは、出来るだけ頭を自由にして思いつくままにアイデアを出していく方法です。

ブレインストーミングのコツ
● ● ● ● ● ● ● ● ● ● ● ● ● ●

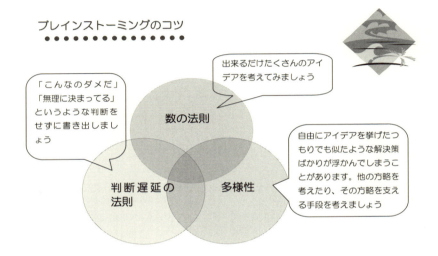

「こんなのダメだ」「無理に決まってる」というような判断をせずに書き出しましょう

出来るだけたくさんのアイデアを考えてみましょう

自由にアイデアを挙げたつもりでも似たような解決策ばかりが浮かんでしまうことがあります。他の方略を考えたり、その方略を支える手段を考えましょう

数の法則／判断遅延の法則／多様性

②解決策の長所と短所を検討する

ブレインストーミングで挙げた解決策の長所と短所を書き出してみましょう。

4．実施する解決策を決める

検討した解決策の中で、実行できる可能性が高く、解決に繋がりそうなものを選んで、今回実施する解決策を決めましょう。

完璧な解決策はないものです。状況を少しでも改善できるような解決策があったら、まずはそれを試してみましょう。

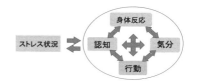

5. より具体的な行動計画（アクションプラン）を立てる

　次に、実施する解決策を できるだけ具体的な行動計画（アクションプラン）に落とし込みましょう。「なにを」、「いつまでに」、「どのように」、「どのくらい」、「どうやって」実施するとよいか考えてみましょう。実際に自分が実施しているイメージを思い浮かべてみましょう。
　また、うまくいかなかった場合の対処法も検討しておきましょう。

6. 行動計画（アクションプラン）を試してみる

　来週までに行動計画（アクションプラン）を試してみましょう。

7. 行動計画（アクションプラン）の評価を行う

①計画の達成状況

　実際に計画を行った結果を書き出しましょう。思うように実施できても、できなくても書き出すことがポイントです。

> 少しでも試すことができたら自分をほめてあげましょう。
> うまくいかなくても、よく分析して改善点がみつかれば、次につなげることができます。

②発見点・改善点

　計画を実行してどのようなことに気付きましたか？次に活かせそうなことはありませんか？

Aさんの問題解決シート

1.問題に取り組む気持ちを整える			
2.①問題の明確化 ▶ 困っている問題、抱えている問題を書き出してみましょう	・主治医に自分の状態を「まあまあ」という程度にしか説明できず、いつも不消化なまま診察を終える。 ・朝、決まった時間に起きられない。夜も、見たくもないテレビをただ眺めて、結局、眠りにつくのは深夜2時頃になる。 ・イライラして家族に当ってしまい、些細なことでケンカになる。 ・日中、復職に向けた活動的な過ごし方ができていない		
2.②目標の設定 （SMART） ▶ 結果をどうしたいかを考えて、目標を設定しましょう	復職に向けて、平日の日中10時から15時まで 家の外で過ごす		
3．解決策の案出と検討 ①ブレインストーミング ▶ 考えられる解決策を書き出してみましょう ▶ ブレインストーミング3法則 1）数の法則 2）判断延期の法則 3）多様性 ②解決策の検討 ▶ 解決策の長所と短所を書き出しましょう	解決策	長所	短所
	① 社会に役立つボランティア活動をする。 ② 図書館で過ごす。 ③ 映画館をハシゴする ④ 「休職中は活動的になんて過ごせないものだ。復職時期が確定してから具体的に計画を立てればよい」と考え、焦らないようにする。	① 社会貢献ができる。 ② 自宅よりは職場環境に近い。集中して作業するトレーニングになる。 ③ 楽しく時間を過ごせる。 ④ そう考えると焦らなくて済む。	① 活動内容によってはハード。 ② 途中で飽きてしまうかも知れない。 ③ お金がかかる。復職の準備にはつながりにくい。 ④ 復職が決まってから急には活動的になれない可能性が高い
4．解決策の決定 解決策を1つ選びましょう	② 日中、図書館で過ごす。		
5.行動計画の立案 ▶ 解決策をできるだけ具体的なプランにしましょう（なにを、いつまでに、どのように、どのくらい、どうやって） ▶ うまくいかなかった時の対処法も検討しておきましょう	復職プログラムのない平日の火曜日、金曜日は、途中に昼食をはさみ10時から15時、図書館で読書をする。今週金曜から早速試してみる。 （うまくいかなくなりそうな問題点と対処法）図書館通いに飽きてしまいそう ⇒・計画の中に楽しめることや気晴らしになることを取り入れる。例えば、図書館の帰りに、駅の近くの美味しいコーヒーの喫茶店で休憩を取るようにする。 ⇒・市内に数か所図書館がある。地図を見ながら図書館を日替りで変えよう。		
6．行動計画の実行			

7 行動計画の評価 ➢ 行動計画を実行してみて、発見した点、改善した方がよい点はありませんでしたか？	〇月〇日　近所の図書館に時間通りに着いて、15時まで本を読むことができた。 〇月〇日　美術館を併設している遠方の図書館まで足を延ばし、帰りに美術館にも立ち寄った。 〇月〇日　午前中、家でダラダラと過ごしてしまった。 〇月〇日　自宅から2番目に近い図書館まで行き、15時まで仕事関連の雑誌を読んで過ごした。 （発見した点、改善が必要だと思った点） ・ 図書館についてしまえば、無理なく過ごせることがわかった。 ・ 遠方の図書館までの往復は結構、疲労することがわかった。徐々に行動範囲を広げることが大切だと思った。 ・ 雨だと外出のモチベーションが下がり準備も遅れる。次回から雨の日は図書館で音楽鑑賞をするなど、リラックスを目的に過ごしても良いことにしよう。 ・ 午前中に外出すると、その流れで午後も活動できるようになってきた。

ワークを
やってみよう！　ワークシート⑦　P46

　　自分の問題を取り上げて、問題解決シートを作成してみましょう。

14 自分を伝え、相手の気持ちを知ろう

1. 相手の話を聴く ― 傾聴 ―

相手の言うことに耳を傾け、理解し、相手を尊重することはコミュニケーションの大切な要素です。聴く側の姿勢が話し手に与える影響はとても大きいものです。「聞く」と「聴く」ことの違いを身に付け、相手を大切にしている、ということを態度で示すことでより効果的なコミュニケーションを行いましょう。

「聞く」（hearing）　・・・音声が耳に入る、音を聞く
「聴く」（listening）　・・・耳を傾けてよく聴く、自分から積極的に聴く

良い聴き方：
うなずく、あいづちをうつ、にこやかな表情、適切な視線・姿勢、同調
悪い聴き方：
視線を合わせない、時間を気にする、ため息、腕・足を組む、そわそわする

ワークをやってみよう！　良い聴き方、悪い聴き方、それぞれの聴き方で人の話を聴きましょう。そして、相手に感想を聞いてみましょう。

2. 非言語的アサーション

人の第一印象の7割が視覚的なもので決まるといわれています。視線、表情、姿勢、動作、人と人との距離、服装などが相手に与える印象は、とても大きいといえます。言葉による表現と、言葉以外の表現が一緒になって有効な自己表現になります。

アサーティブ
胸を張る、相手との適切な距離を保つ、
TPOに合った服装、穏やかに落ち着いた口調

攻撃的
相手に近づきすぎる、大きすぎる声、怒鳴る、早口でまくしたてる

非主張的
下を向く、視線をそらす、背中を丸める、手を胸や口元に当てる、ボソボソ話す

3. 伝える前に自分の自動思考を整えよう

下記のような自動思考が邪魔をして、自分の考えや気持ちを伝えることに臆病になってしまうことがあります。そんな時には、自分の「自動思考」を見直してより良いコミュニケーションに取り組む準備をしましょう。

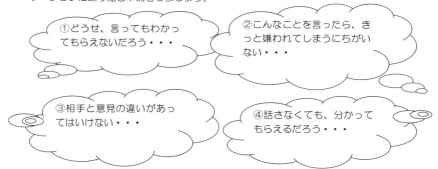

バランスのとれた考えの例

① わかってくれるかどうかは伝えてみなければわからない
② 伝えた内容を相手がどのように受け取るかは、自分にはコントロールできないことだ
③ 意見は一人一人違うこともあるし、むしろ全く同じというほうが少ないかもしれない
④ 話してみなければ分かってもらえないこともある。

●伝わるかどうかを怖れるよりも、上手く伝えることにエネルギーを注ぐことが先決だ
●少なくとも自分が伝えたいと思っていることを伝えられれば、気持ちはスッキリするだろう

4. 何を伝えたいのかを整理しよう

「何を伝えたいのか」「何を伝えるべきなのか」がとっさに分からなくなってしまうこともあります。自分がその場でなにを伝えたいのか(考えや気持ち)を明確に把握することが大切です。

5. 自己表現の3つのパターン

■自己表現の種類

自己表現の仕方は、大きく3つに分類されます。

① 攻撃的な自己表現　　　② 非主張的な自己表現　　　③ アサーション

次の問題を例に見てみましょう。

> 最近残業が続いていて、とても疲れています。今日は久しぶりに早く帰れたので、11時に布団に入りました。すると友達から電話がかかってきました。どうやら話が長くなりそうです。

① 攻撃的な自己表現

「何時だと思ってるんだよ、全く…、ほんと非常識なやつだなぁ（怒）！」

攻撃的な自己表現 とは・・・
　自己主張はできているが、相手の言い分や気持ちを無視または軽視している表現です。説教、聞く耳をもたない態度、暴力的な言葉・態度もこれに含まれます。

攻撃的な自己表現をすると・・・
- 相手を非難、踏みにじるので、相手を傷つけてしまう
- 相手は「見下された」「バカにされた」と感じる
- 傷ついた相手は、その人を避けるようになる

②非主張的な自己表現

　（困ったなあ、せっかく早く寝ようと思っていたのに・・。でも断ったら悪いし、我慢するしかないか・・・。早く終わるといいけど・・・）「大丈夫？何かあった？」

非主張的な自己表現とは・・・
　相手に配慮するばかりに自分の気持ちや考えを抑えてしまい、結果的に自分の言い分や気持ちを無視または軽視している表現です。

資料　273

非主張的な自己表現をすると・・・

- 言えないことに対して、劣等感を感じる
- 積み重なると、イライラがたまる
- 自分の本心が伝わらず、誤解を招く
- 「譲った」という気持ちが強くなる
- 自分より弱い人に八つ当たりをする
- 人と付き合うのがおっくうになる

言わなくても分かり合える関係は理想的ですが、会社や学校など、限られた関係では相手に気持ちを察してもらうのはとても困難なことです。もめごとや葛藤を避けようとすると非主張的になりがちです。

③　アサーション

「ごめん、最近残業が続いていて今日はちょっと疲れているんだ。長くは聴けないけどいい？それか明日、かけ直そうか？」

アサーションとは・・・

相手も、自分も大切にした表現です。自分の気持ちや考えを正直に、率直に、その場にふさわしい方法で表現する方法です。また、相手も同じように発言することを奨励します。

アサーションをすると・・・

- 自信がつく（自尊心の向上）
- 相手も「大切にされた」と感じる
- 相手を避けずに付き合える
- 正直な付き合いになるので信頼が生じる
- 嘘がない爽やかな印象を与える
- 誤解を避けられる
- 葛藤が起こる可能性もある

相手が反発するほど一方的で強い伝え方（攻撃的な自己表現）と、相手に真意が伝わらないような弱々しい言い方（非主張的な自己表現）の両極端の伝え方を考えてみることで、バランスのよい言い方（アサーティブな自己表現）が浮かびやすくなります。

274

6. アサーティブな伝え方のコツ

では具体的に、どのようにアサーションすればよいのでしょうか。アサーションにはいくつかのコツがあります。

みかんていいな

見たこと・感じたこと・提案・可/否

○○の状況で（見たこと）　　　　　＝　客観的な事柄、状況

私は○○となるので（感じたこと）　＝　（相手の言動に対する）自分の考えや気分

○○してほしい（提案）　　　　　　＝　（相手に望む）具体的な行動の提案

もしくは○○はどうですか（可否）　＝　他の選択肢を再提案

　　　　　　　　　　　　　　　　　＊提案に対して相手がyes（可）の場合→　OK

　　　　　　　　　　　　　　　　　　　no（否）の場合→　再提案

「ごめん、最近残業が続いていて（見たこと）今日はちょっと疲れているんだ（感じたこと）。長くは聴けないけどいい（提案）？どうかな？（可否）それとも明日、かけ直そうか（再提案）？」

7. コミュニケーション分析をしてみよう

自分の考えや気持ちがうまく伝わらなかった状況を分析してみましょう。

コミュニケーション分析シート　記入の仕方

1. 自分の考えや気持ちがうまく伝わらなかった状況を思い出して、詳しく書き出してみましょう。

2. その状況を分析してみましょう。
   1) どのような事実が起こっていましたか？
   2) その時の私の気分、考え（自動思考）、行動はどのようなものでしたか？
   3) その時の相手の気分、考え（自動思考）、行動を想像してみましょう。

3. その状況で自分が相手に伝えたかったことはどのようなことでしょうか？
   うまくアサーションできない時のパターン①
   「咄嗟の出来事だったため、気持ちの整理がつかずに自分でも相手に何を伝えたかったのか分からなかった」
   →落ち着いて自分の考えや気持ちを整理して書き出してみましょう。

4. 自分の考えや気持ちを伝えるために、アサーショントレーニングで学んだ方法を応用してみましょう。どのような言い方をどのようなタイミングでするとよいでしょうか？
   うまくアサーションできない時のパターン②
   「うまく伝える言い方やタイミングが分からなかった」
   →ブレインストーミングでいろいろな言い方を考えて書き出してみましょう。

Ａさんのコミュニケーション分析シート

状　況：
残業が続き、風邪も引いたようでなんだか調子が出ない。今日こそは早く帰ってゆっくり寝ようと考えていたら、夜、友達から電話がかかってきた。「今、電話いい？」と聞かれた時には、「大丈夫だよ」と言ってしまった。込み入った話でなんだか長くなりそうな様子。

状況の分析

私に起こっている事実は？
- 残業が続いている。　　・風邪を引いている。
- 今日は早く休みたかったのに、「大丈夫」と答えてしまった。
- イライラしながら話を聴いているので、集中できない。

「私」
気分　憂うつ、イライラ
考え
- 今日はゆっくり休みたかったのに…
- 「大丈夫」と言った自分が悪いのだ
- 早く切りたいのに、なんでこちらの気持ちを分かってくれないのだろう…
- 切ったら冷たい人と思われるかも…

行動
- 1時間以上、話を聞き続けた。

「相手」
気分　喜び、安堵
考え
- 話を聞いてもらえそうでよかった…
- 人に悩みを聞いてもらえるとスッキリするんだよなぁ…

行動
- 1時間以上、自分の話をし続けた。

自分はどうしたいのだろう？
- 今日は体調が悪く、あまり話を聴けないことを伝えたい。
- 他の日ならゆっくり話を聴けることを提案したい。
- 相手の気分を害さない方法で伝えたい。

アサーティブな表現（みかんていいな；見たこと、感じたこと、提案、可否）・行動は？
行動　・相手の話が一息ついたところで、自分の状況を伝えてみたらどうだろう。
表現
「ごめんね、今日は体調が良くなくて早めに帰宅したんだ。ちょっと辛い感じなんだ。今日はゆっくり話が聴けなさそうだけど、明日またかけ直してもいいかな？どう？それとも久しぶりに週末に会おうか？話の途中で悪いのだけれども・・・」

ワークを
　　やってみよう！ ワークシート⑧ P47

　自分の考えや気持ちをうまく伝えられなかった状況を書き、分析してみましょう。どのように伝えたら、考えや気持ちが上手に相手に伝わるでしょうか？

8．アサーションを支える考え方

　私たちには、基本的人権として自由に自己主張をする権利があります。また相手にもその権利があります。アサーションを支えるこうした考え方をいくつか見てみましょう。

- ✧ 私たちは誰からも尊重され、大切にされる権利がある
- ✧ 私たちは誰もが「他人の期待に応えるかどうか」など、自分の行動を決め、それを表現し、その結果について責任をもつ権利がある
- ✧ 私たちは誰でも過ちをし、それに責任をもつ権利がある
- ✧ 私たちは、人と違う権利がある
- ✧ 私たちには、自己主張をしない権利もある

> アサーションは、「アサーションしなくてはならない」ということではありません。「アサーションをしてもよい」ということです。相手を変えるのではなく、自分が変わることで、相手も変わる可能性があると考えることが大切です

15 まとめ

このプログラムを通して学んだことは、「認知（Cognition）」「コントロール感覚（Control）」「コミュニケーション（Communication）」の３つのＣで表すことができます。プログラムで学んだ内容とどのように対応しているか、おさらいをしてみましょう。

認　知（Cognition）

自分の「考え方（思考）のクセ」や、「自動思考」が「気分―行動―身体」に影響を与えていることを学びました。ポジティブな面・ネガティブな面・ニュートラルな面と多角的に問題を認識し、現実を見つめバランスの良い考え方をすることが大切です。

コントロール感覚（Control）

自分が直面している問題に対して、解決策を考え、それらの長所・短所を検討し、選択し、実行する方法を学びました。現実的な解決策を実行することで、「解決できる」というコントロール感を取り戻すことが大切です。

コミュニケーション（Communication）

相手を大切にし、自分も大切する、アサーションを学びました。正直なすがすがしい関係を築くためには、考え方もアサーションであることが大切です。アサーションをする権利がある、またしない権利もあるということを忘れずに、色々な場面でアサーションを実行してみましょう。

～関連図書の紹介～

書名	著者	出版社	価格
「うつ」を生かす	大野　裕	星和書店	2330円
うつと不安の認知療法練習帳	デニス・グリーンバーガー/大野裕監修	創元社	1800円
こころが晴れるノート	大野　裕	創元社	1200円
こころのつぶやきがあなたを変える	井上　和臣	星和書店	1900円
いやな気分よ　さようなら　自分で学ぶ「抑うつ」克服法	デビット・D・バーンズ　野村　総一郎	星和書店	3680円
不安ときどき認知療法…のち心は晴れ	G/バター　勝田吉彰訳	星和書店	1650円
アサーショントレーニング　－さわやかな＜自己表現＞のために－	平木　典子	日本・精神技術研究所	1500円
バイポーラ（双極性障害）ワークブック～気分の変動をコントロールする方法～	モニカ・ラミレツ・バスコ（著),野村　総一郎（監訳）	星和書店	2940円

大きい書店「心理・精神医学」などのコーナーに認知療法・アサーショントレーニング関連の書籍があります。上記紹介したものは一部ですが、自分に合った読みやすい本を探してみて下さい。

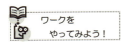 日常活動記録表を付けてみましょう。
生活リズムは整っていますか?

《日常活動記録表》 ワークシート①(解説P8)

氏名 _____

曜日	月曜日	火曜日	水曜日	木曜日	金曜日	土曜日	日曜日
日付							
6:00- 7:00							
7:00- 8:00							
8:00- 9:00							
9:00-10:00							
10:00-11:00							
11:00-12:00							
12:00-13:00							
13:00-14:00							
14:00-15:00							
15:00-16:00							
16:00-17:00							
17:00-18:00							
18:00-19:00							
19:00-20:00							
20:00-21:00							
21:00-22:00							
22:00-23:00							
23:00-24:00							
0:00- 1:00							
1:00- 2:00							
2:00- 3:00							
3:00- 4:00							
4:00- 5:00							
5:00- 6:00							

気分の変化
( )〜( )
気分を1(弱い)〜10(強い)で表そう

	午前 午後 夜	午前 午後 夜	午前 午後 夜	午前 午後 夜	午前 午後 夜	午前 午後 夜	午前 午後 夜
1							
2							
3							
4							
5							
6							
7							
8							
9							
10							

備考欄

※出来事、気分、行動をアセスメントしよう

※今日、出来たことを評価しよう

資料　281

ワークシート②（解説P11）

考え方のクセを知るテストをやってみましょう。自分に当てはまるような考え方のクセはありましたか？

《考え方のクセを知るテスト》

ワークをやってみよう！

【あなたの考え方のクセをしろう！】

最近のあなたの考え方のクセについて、5種類あげてあります。
それぞれの質問に対して当てはまる数字に〇を付けて下さい。

	全くあてはまらない	あまりあてはまらない	少しあてはまる	よくあてはまる
	1	2	3	4

1　証拠がないのに、自分で不利な結論を引きだすことがある。
2　何か気になるトラブルなどは「友達が私を嫌っている」と思ってしまうことがある。
3　根拠がないのに、悲観的な結論を出してしまうことがある。
4　ちょっとした失敗があっても、完全な失敗だと思えるほうである。
5　自分に関係のないことがらでも、自分に関連させて考えるほうである。
6　他人の反応や長所は過大評価し、他人の欠点や短所は過小評価するほうである。
7　物事は不愉快な部分のほうに目を向けて、前向きに考えるほうである。
8　自分に不利なことは、形容詞が多くなっていまうである。
9　何か良い出来事があっても、それを無視してしまっているのではと思うことがある。
10　たった一度嫌なことが起こった場合、何度も繰り返し、他の中で永遠に起こるように感じることがある。
11　わずかな経験から、広範囲のことを普遍的に認識してしまうほうである。
12　物事は不利なことを過大評価し、有利なことを過小評価して考えるほうである。
13　物事を極端に白か黒かに分けて考えるほうである。
14　根拠がないのに、人の心や物事の成り行きなどが読めたと思い込んでしまうことがある。
15　自分の失敗や短所は過大評価し、自分の成功や長所は過小評価するほうである。
16　何か失敗をすると、自分の成功がすべてなくなってしまったかのように考えてしまう。
17　たった一つの良くないことによりも、それがかり力が大きいように考えるほうである。
18　根拠の悪いことがらなど、何か少のせいで未来がまま悪いように考える。
19　根拠がないのに、事柄が起こり何か結末に悪く考えることがある。

選択的抽象	選択的注目	過度の一般化	拡大解釈・縮小解釈	個人化	（選択主観）全か無か思考
×1.5	×2	×3	×3	×3	×3

① 合計点
② 計算式
① × ②

《考え方のクセを知るテスト（チャート）》　ワークシート③（解説P11）

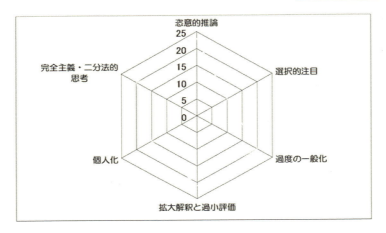

恣意的推論	証拠もないのにネガティブな結論を引き出しやすいこと 「きっと○○にちがいない」
選択的注目	良いこともたくさん起こっているのに，ささいなネガティブなことに注意が向いてしまいやすいこと
過度の一般化	わずかな出来事から広範囲のことを結論づけてしまいやすいこと
拡大解釈と過小評価	自分がしてしまった失敗は大きく捉え，反対に良くできていることは小さく考えてしまう傾向
個人化	本来自分に関係のないネガティブな出来事まで，自分のせいにして考えてしまいやすいこと
完全主義・二分法的思考	物事に白黒つけないと気がすまないこと 物事を完璧にこなそうとする傾向

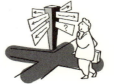

これらの「考え方のクセ」に思い当たる出来事はありましたか？

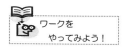 ワークを やってみよう！

「いつもの考え（自動思考）」と「違う考え（悩みを跳ね返そうとする考え）」を書き出してみましょう。「違う考え」を導き出しにくい場合には、みなさんの意見を聞いてみましょう。

《自動思考記録表 5コラム》 ワークシート④（解説P16）

状況	
気分	
自動思考	
違う考え（悩みを跳ね返す考え）	
今の気分	

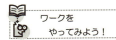 ワークを やってみよう！　　最近、気分が揺れた状況を取り上げて、自動思考記録表を書いてみましょう。

《自動思考記録表 7コラム》　ワークシート⑤（解説 P18-20）

自動思考記録表（コラム表） － 記入用 －

① **状況** ▶ いつのことか？ ▶ どこにいたか？ ▶ 誰と一緒にいたか？ ▶ 何をしていたか？	
② **気分（％）** ▶ 気分を一言で	
③ **自動思考** ▶ その時に頭に浮かんでいたことはなんですか？ ▶ その時に頭に浮かんでいたイメージや記憶はありましたか？	
④ **根拠** ▶ 事実を確かめて、客観的に考える「そう考える理由（証拠）は？」 ▶ 自動思考を裏づける根拠となる事実を書く（相手の心を読むような勝手な思い込みや事実の解釈は避ける）	
⑤ **反証** 　自動思考とは矛盾する事実を書き出してください	
⑥ **適応思考** ▶ 根拠と反証を"しかし"でつないでみましょう ▶ 最悪のシナリオ／最良のシナリオは？ 　…現実的なシナリオは？ 1．第3者の視点から ▶「他の人が同じ立場にいたらなんて言ってあげるだろう？」 ▶「○○が聞いたらどうアドバイスしてくれるだろう？」 2．経験を踏まえて ▶ これまでに同じような体験をしたことは？その時にどのようなことを考えたらラクになりましたか？ 　以前の経験から学んだことで役に立ちそうなことは？ 3．もう一度冷静に ▶ 見逃していることはないでしょうか？ ▶ 自動思考と矛盾する出来事はないでしょうか？ ▶ 自分の力だけではどうしようもない事柄について、自分を責めていませんか？	
⑦ **今の気分（％）**	

資料　285

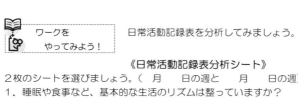

日常活動記録表を分析してみましょう。

《日常活動記録表分析シート》　ワークシート⑥（解説P22）

2枚のシートを選びましょう。（　　月　　　日の週と　　　月　　　日の週）

1. 睡眠や食事など、基本的な生活のリズムは整っていますか？

2. モニターした気分の強さをみてみましょう。
   ① 1日のうちでその気分が強まる時間帯はありましたか？一週間のスパンで見るとどうでしょうか？

   ② あなたが何をしていた時に、また、何を考えていた時に、その気分は強まりましたか？

3. 日常活動記録表を分析して問題を書き出してみましょう（問題の明確化）。
   特に休職中の生活リズム、活動状況、復職に向けた準備について振り返ってみましょう。

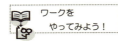 問題解決シートを作成してみましょう。

ワークシート⑦（解説P25-27）

年　月　日　氏名

《問題解決シート》

1. 問題解決に取り組む気持ちを整える			
2. ①問題の明確化 ★困っている問題、抱えている問題を書き出してみましょう			
2. ②目標の設定（SMART） ★結果をどうしたいのかを考えて、目標を設定しましょう			
3. 解決策の案出と検討 ①ブレインストーミング ★考えられる解決策を書き出してみましょう ブレインストーミング3法則 1）数の法則 2）判断延期の法則 3）多様性 ②解決策の検討 解決策の長所と短所を書き出しましょう	解決策	長所	短所
4. 解決策の決定 ★解決策を1つ選びましょう			
5. 行動計画の立案 ★解決策をできるだけ具体的なプランにしましょう（なにを、いつまでに、どのように、どのくらい、どうやって） ★うまくいかなかった時の対処法も検討しておきましょう			
6. 行動計画の実行			
7. 行動計画の評価 行動計画を実行してみて、発見した点、改善したほうがよい点はありませんでしたか？			

資料　287

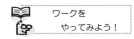 ワークを
やってみよう！

自分の考えや気持ちをうまく伝えられなかった状況を書き、分析してみましょう。どのように伝えたら、考えや気持ちが上手に相手に伝わるでしょうか？

《コミュニケーション分析シート》　ワークシート⑧（解説P35）

状　況：

状況の分析

　私に起こっている事実は？

「私」
気分

考え

行動

「相手」
気分

考え

行動

自分はどうしたいのだろう？

アサーティブな表現（みかんていいな：見たこと、感じたこと、提案、可否）・行動は？

47

著者略歴

中村聡美（なかむら　さとみ）

NTT東日本関東病院精神神経科　臨床心理士
青山学院大学大学院文学研究科心理学専攻博士後期課程修了，博士（心理学）

主な著書

『さあ！はじめよう　うつ病の集団認知行動療法』（共著，医学映像教育センター，2008）
『働く人のうつ病』（分担執筆，中山書店，2008）
『カウンセリング実践ハンドブック』（分担執筆，丸善，2011）
『うつ病治療ハンドブック－診療のコツ－』（分担執筆，金剛出版，2011）
『精神神経科疾患ビジュアルブック』（分担執筆，学研メディカル秀潤社，2015）
ほか

うつ病休職者の集団認知行動療法に関する混合型研究

2018年2月15日　初版第1刷発行

著　者　　中　村　聡　美
発行者　　風　間　敬　子

発行所　　株式会社　風　間　書　房
〒101-0051　東京都千代田区神田神保町1-34
電話 03(3291)5729　FAX 03(3291)5757
振替 00110-5-1853

印刷　太平印刷社　　製本　高地製本所

©2018 Satomi Nakamura　　　　　　NDC分類：140
ISBN978-4-7599-2208-0　　Printed in Japan

JCOPY〈(社)出版者著作権管理機構　委託出版物〉

本書の無断複製は，著作権法上での例外を除き禁じられています。複製される場合はそのつど事前に(社)出版者著作権管理機構（電話 03-3513-6969，FAX 03-3513-6979，e-mail: info@jcopy.or.jp）の許諾を得てください。